JN086808

New Health Care Management

「人が辞めない」介護現場のしくみの作り方

中尾浩康 介護施設経営コンサルタント
Hiroyasu Nakao

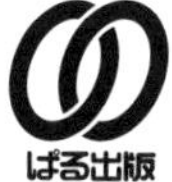

ぱる出版

まえがき ～意欲のある〝良い職員〟から辞めていってしまう介護現場を変えるポイントを解説！

介護施設でも介護事業所でも、「介護人材不足」が深刻さを増していると言われています。介護現場がその魅力を失って、多くの若者が介護を仕事として選択しなくなっているということは、介護福祉士養成校の多くで、定員割れなどの状況を引き起こしているという現実にも現われています。

私は、この深刻な事態を前にして大いに憂いを持って推移を見ているのですが、「人手不足」の原因を、もっぱら他責的に、「どこも人手が不足しているから」といったように市場のせいにしてしまうことには疑問を感じています。なぜなら、「介護人材不足」の一方で、介護現場から「人がどんどん辞めていく」という現実があるからです。

本論でも述べていますが、介護の仕事の離職率は高く、介護施設や事業所によっては、離職率が20％を超すところもあります。

私には、多くの介護現場で、この高い離職率に対して的確な手が打てているとは思えません。ある日突然、退職願を提出してきた職員に対して、適切な対応ができているでしょうか。「人が辞める」ことに対して実は手をこまねいているのではないでしょうか。

私は、施設長をはじめ介護リーダーに至る「介護マネジメント」の消極的で、適切さを欠いた対応を多く見てきました。「人を辞めさせない」介護現場づくりをするに際して、きちんとした対応ができていない現実があまりに多いように思います。

離職理由で上位にある「職場での人間関係」という問題に、どれだけ深く分析と対策が講じられているでしょうか。私には、「介護マネジメント」をする側が、あまりに現場の独特の人間関係や仕事の在り方に無関心なような気がしています。

また、介護の仕事のしくみと、業務指示体系の整備があまりに遅れているということも感じています。

本書では、「人が辞める」ことのダメージの深刻さと合理的な介護システムの在り方を提言しています。

介護現場では、〝良い職員〟から辞めていきます。なぜ、「良い職員」から辞めるのか。そこには、「介護マネジメント」をする側の主体性と理念の希薄さが厳然と存在しているのです。

〝良い職員〟を辞めさせる負の連鎖を断ち切り、健全で良好な職場環境づくりをどのように行えばよいか、「介護マネジメント」を行う方々に、自分の力で解答を見出していただきたいと思います。

本書がそのような積極的な努力に少しでも役に立ち、「人が辞めない」職場のしくみづくりの一助になれば幸いです。

介護施設経営コンサルタント　中尾浩康

「人が辞めない」介護現場のしくみの作り方

施設長・介護リーダーのためのマネジメント超入門

もくじ

第1章　なぜ介護現場からどんどん人が辞めていくのか

第2章 「介護マネジメントがない」ために現場が回らなくなってきている

第3章 「人が辞めない」介護現場の働きやすい環境の作り方 実践編

第4章 実践編
「人が辞めない」介護現場の魅力づくりのポイント

第5章
「人が辞めて回らなくなる」介護現場崩壊の危機から守るためにするべきこと

第6章 「人が辞めない」現場を作る施設長・介護リーダーの仕事

第7章
「人が辞めない」介護現場を作る絶対ルール

第1章
なぜ介護現場から どんどん人が辞めていくのか

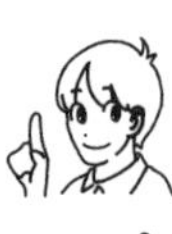

人が一人辞めることは「介護現場の貴重なノウハウ」を失うことと同じ

介護人材不足が叫ばれる中で、２０１７年度の介護における離職率は16・２％（前年16・７％）というデータが出ています。

２０１７年度の全職種での離職率は14・９％ですから、介護は離職率の高い職業と言えるでしょう。

しかし、平均値というのは、必ずしも現実を正確に反映したものとは限りません。私のよく知る特養では、年間離職率が20％を超えるところもたくさんありますし、５％程度の安定したところもあります。

チェック！ 介護データ

●２０１７年度の訪問介護員と介護職員合計データ

・採用率　17・8％（16年度＝19・4％）

・離職率　16・2％（16年度＝16・7％）

※２０１６（平成28）年10月1日から２０１７（平成29）年9月30日まで1年間の統計（『公益財団法人介護労働安定センターによる平成29（２０１７）年度「介護労働実態調査」の結果』参照）。

介護の現場、特に特養などの介護施設では、離職率は両極に分化している傾向が感じられます。

なぜ、そのようなことが起きているのかについて見ていきたいと思います。

年間離職率16・2%という数字の意味するものは、決して軽いものではない気がします。それは、1年間におおむね6~7人に1人という介護職員が消えていくということです。特養のユニットケアにおいては、人員配置から考えて、1年間に1人ずつユニットから介護職員がいなくなるということを意味しています。

常勤の介護職員が辞めるということは、単純に人員がマイナス1になることではありません。

介護という仕事は、人が人に対して直接的なサービスを提供するものですから、辞めた職員が築いてきていた利用者とのコミュニケーションや、蓄積していた利用者の介護情報や介護ポイントの重要事項が、一気に喪失してしまうということなのです。

介護現場を預かってきた私の経験では、そのユニットにとっても、施設全体にとっても大きな喪失に他なりません。1人の利用者に関する介護の重要なノウハウと知識が欠落してしまい、ユニットのように利用者担当制を敷いているところでは、また1から利用者に関するノウハウを構築しなければならなくなるからです。

まして利用者との間に良好なコミュニケーションを築いていた職員が辞めていなくなれ

ば、利用者にとってこれ以上ない不便と、感情的にも大きなマイナスをもたらしますし、それをいきなり別の介護職員が代行することは、明らかなサービスの低下を意味します。

介護現場では、職員の退職は、他の職種のように〝人数の補充〟では済まされないリスクがあるのです。

利用者の日常生活を支える介護の実務は、朝の離床の手順から、食事や飲み物の嗜好の把握、移乗の手順や排泄介助の細かなノウハウまでを1人の職員が熟知していますから、**その職員がいなくなることは、いきなり利用者の介護に関する重要なノウハウが消失してしまうこと**になってしまいます。

ところで、介護現場を預かる施設長や介護主任などのリーダークラスの方は、多かれ少なかれ、介護職員の突然の退職に遭遇した経験があると思います。

最近の離職の傾向は、メンタルの不調を訴え、「うつ病」や「適応障害」などの精神科の診断書を提出して休職、あげくに復帰が不可能として退職していく事例もたくさんあります。

それ以外には、人間関係の悪化などを理由に、突然退職願を提出してくることも多いと思います。

統計に表れている離職理由は、次頁の図表のような内容が挙げられています。

ここからは様々な事情が透けて見えてきます。例えば人間関係の悪さから離職するというケースからは、コミュニケーションがとれなくなって、チームケアがうまく働かなくな

2017年度の介護職の「離職理由」 ※カッコ内は前年

1位	職場の人間関係に問題があったため	20.0%（23.9%）
2位	結婚・出産・妊娠・育児のため	18.3%（20.5%）
3位	法人や施設・事業所の理念や運営のあり方に不満があったため	17.8%（18.6%）
4位	他に良い仕事・職場があったため	16.3%（18.2%）
5位	自分の将来の見込みが立たなかったため	15.6%（17.7%）
6位	収入が少なかったため	15.0%（16.5%）
7位	新しい資格を取ったから	11.5%（12.5%）
8位	人員整理・勧奨退職・法人解散・事業不振等のため	7.2%（ 7.9%）
9位	自分に向かない仕事だったため	6.0%（ 6.1%）
10位	家族の介護・看護のため	4.6%（ 5.1%）
11位	病気・高齢のため	4.2%（ 4.6%）
12位	家族の転職・転勤、又は事業所の移転のため	3.8%（ 4.0%）
13位	定年・雇用契約の満了のため	2.7%（ 2.9%）
14位	その他	10.7%（11.1%）

※公益財団法人介護労働安定センターによる平成29（2017）年度「介護労働実態調査」の結果より

り、その結果、仕事が一部の職員に偏ってしまい「現場がうまく回らなくなってしまう」という最悪の状況も見えてきます。

そこでは、

- **健全な職員の育成は行われなくなっている**
- **職場の職制や指導体制などにゆがみが起きている**
- **運営ノウハウが生かされず職場が回らない**

などのことが起こり、職員は職場への愛着と将来への展望を失いがちになります。

このように1人の離職理由は多くの職場の問題点をあぶりだしてくるのです。

まとめ

利用者を介護するということは、一人がやめたら〝補充すればいい〟というだけではすまされない問題が潜んでいる

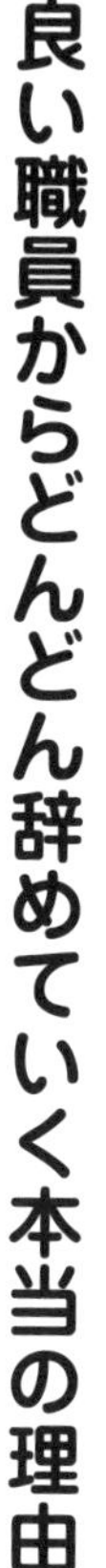

良い職員からどんどん辞めていく本当の理由

このような事態の中でさらに深刻な事実は、辞めていく職員というのは、実は**〝良い職員〟**から率先して去っていくということです。

長く介護現場を見てきた私の経験から言っても、実際、〝良い職員〟から辞めていくということを体験してきました。

特養のユニットやフロアの中で、中核的な業務を担い、利用者とのコミュニケーションも良好で、ミーティングなどでも積極的な提言やアドバイスのできる優れた職員が、いきなり退職願を提出してくるのです。

なぜでしょうか。

彼ら彼女らは、退職に当たって本音の理由を言って辞めていくことはほとんどありません。「業務内容が自分に合わない」とか「人間関係になじめない」などもっぱら個人的な理由しか語ってはくれません。

たまたまではありますが、私は介護現場を去ろうとする職員と立ち話で、「残念だね」というような言葉をかけたときに、世間話的な会話の終わりに辞める当事者が、

「あほらしくてこれ以上やっていられない！」

「あんな人たちと二度と一緒に仕事をしたくない！」

という言葉を吐き捨てるように言ったところに遭遇したことがあります。

実は、これが辞める本音の一端でした。

その職員は、現場の中核的な仕事を担って、利用者とのコミュニケーションを大切にしながら、利用者の生活の支援に熱心な、優秀な介護職員でした。

「あほらしくてやっていられない」

これはどういう意味なのでしょうか？

人間は心をこめて真剣にしてきたことが、誰の評価も得られず、なかば無視されたような状況に置かれたときにこのような感慨を抱くのではないでしょうか。

ここから見えてくるのは、この職員が、現場では孤軍奮闘、利用者のために精一杯の努力を尽くしてみても、周りは何も変わらず、不適切なケアと利用者を無視したようなコミュニケーションの乏しい、レベルの低い介護状況でしかなかった、ということではないでしょうか。

ミーティングやケア会議などで、積極的な提案を行っても、

「そんなことムリ」

「みんな、あなたみたいにレベルが高くはない」

「自分がやりたければ自分ひとりでやったらどう」

「そんなことをするほど給料もらってないよ」

などの揶揄（やゆ）する言葉と無気力で生産性のない言葉しか返ってこない。

一度だけでなく何度もこのような体験にさらされたら、「利用者にとって少しでもよい介護をしたい」と思い、それを実践しようと努力している職員は、間違いなく孤立感、孤独感に陥ってしまうものです。

そうしたやる気のない言葉を漏らす職員たちは、少ない人員配置で、オムツ交換だ、離床介助だ、トイレ誘導だ、リネンの準備だというように、厳しく定められた1日の作業日程の中で、決められた業務をこなすことだけで精一杯なのかもしれません。

そこでは、利用者とのコミュニケーションをゆっくりと取るような余裕はなく、「何時までに○○をする」、「○○しなくてはならない」という命令と義務によって完全に支配されて、笑顔のない義務感で目の前の作業だけに集中して動く介護に支配されているのです。

業務が単なる業務となって、そこに血の通った目的意識、利用者に対面しているというコミュニケーション意識を喪失してしまい、何のための介護なのかという本来の在り方がそこには存在していません。

実は、こうした介護への取り組みは、高齢者虐待につながる不適切介護につながる危険性を秘めているのです。

それはこんな形で表に現れてきます。

「利用者に声をかけずに、いきなり背後から車イスを押す」

「デイホールや廊下に車イスに座らせたまま放置する」

「利用者からの声かけを無視する」

——こうした不適切な介護を目にした、意欲のある良心的な介護者は何を感じるでしょうか。

現場の介護リーダーは、不適切な現場を見ても知らん顔をして通り過ぎる、認知症の利用者が困っておろおろしている様子を面白がって眺める介護職員など、こうした不適切な現実を目の当たりにして良心的な介護職員は、こんな中で一体自分は何をするべきなのだろうかと思い悩む様子が垣間見えてきます。

その上、施設長はまったく現場を見に来ない、現場の利用者の状況をまったく把握していないし、しようともしないといったように、マネジメントを行うトップが現場の状況に限りなく無関心だとしたら、これは何を言ってもムダだという諦めが湧いてくるのは当然です。

——こうして、〝良い職員〟が辞めていくのです。

まとめ

よりよいケアをめざして奮闘している職員の姿勢に対して、介護現場のリーダーは理解を示し、寄り添うことをしているか

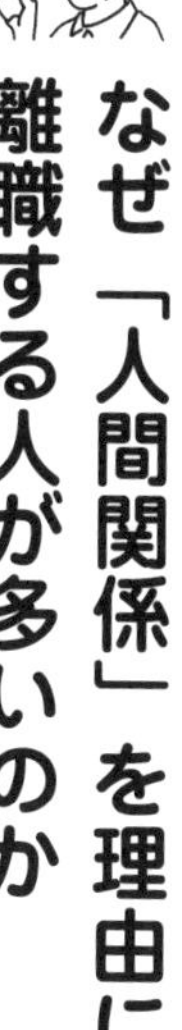

なぜ「人間関係」を理由に離職する人が多いのか

〝良い職員〟が辞めていく介護現場に限らず、最近、多くの介護現場の様子がすさんでいるように感じています。そこで注目したいのは、前項で触れた、離職率の理由で多い「職場での人間関係」という点です。

「職場での人間関係」という理由には、単純に「嫌な人間がいるから」というものではないように思います。

人間関係の悪化がもたらしている職務の混乱や一貫性のなさ、無気力な雰囲気、目標と目的を示されない、惰性に流れたような業務指揮のあり様、義務的に決められた業務内容など、どれをとっても意欲を掻き立ててくれるものがない現実に、嫌気がさしたというのが本当のところではないでしょうか。

介護はチームプレーと言われています。チームの仕事の在り方は、個々の人員の能力や経験がきちんと反映されて、無理のない業務内容と相互援助と協力で成り立つものです。

しかし、全体の介護目標、個々の利用者の明確な支援目標とそれに基づく日課というものがなければ、日常生活を支援する介護業務は成り立つはずがありません。

残るのは、オムツ交換や食事介助、入浴介助や移乗介助などの技術的な業務だけです。

利用者はトイレにも行きますし、食事もします。ベッドに横になったり、起きてお風呂にも行くものです。

これらの日常生活の当たり前の介護業務だけが明確で、個々の介護目標や利用者支援の重要な視点を持たない（あるいはあいまいな）介護現場では何が起きてくるのでしょうか。そこでは、合理的な利用者の支援目標と実行する職員に対する業務指導が成立しません。的確な業務指揮が行われません。惰性に流れた、1日の時間軸に縛られた業務メニューだけが動いていくのです。

このような中で、〝良い職員〟は日々無力感とストレスをつのらせているのです。

ところで、あなたの介護現場には〝**介護ボス**〟と言えるような、**へんに介護技術だけを重視して、利用者とのコミュニケーションを軽んじるようなことを強いる介護職員**はいないでしょうか。

これは私が経験した事例として見て欲しいのですが、正規職員ではなく、非常勤かパート、専業主婦から介護職員になってきた職員はどこの現場にもいるような気がします。

そのような職員は、利用者への声かけはぞんざいで、「そういうことをしてはだめでしょ！」のような、**上から目線の指示出しを、利用者に向けるタイプの介護職員です**。また、こまめに動き、オムツ交換なども嫌がらず積極的にこなして、現場では重宝がられているようなタイプでもあります。このタイプを指して私は〝介護ボス〟と言っています。

実は、この〝介護ボス〟の存在が、介護に柔軟性を失わせて、結果的に介護現場を進化させられない元凶となっているのです。

その人自身は決して人が悪いわけではなく、よく動くのが特徴でしょうか。この人たちに特徴的なのは、もともと専業主婦であるとか、社会人経験が少ないか、あるいはすぐに結婚退職をして家庭に入ったような経歴の持ち主たちです。

社会人経験の乏しさは、社会の基本的な人間関係の構築や対人援助において、適切さを欠いた言葉遣いなどで多くの課題を残すことにつながっています。

とりわけ、目の前の要介護高齢者、特に認知症の人達に対して無理解なことが多く、利用者を対等な人格として尊重する姿勢を著しく欠いたような言動につながり、利用者に対しては「指示することが介護の基本」であるかのような発想になっている場合が多く見受けられます。

認知症の利用者の多い現場で、このような職員が「あの人には指示が入らない」といった問題発言をしているのをしばしば目にしてきました。実際、このような人たちが、若い介護職員、特に新人で経験の浅い介護職員に対して、利用者は「指示して動かすものだ」というとんでもない考え方をレクチャーしているのを目の当たりにして驚いたことがあります。

このような職員には、介護は必ず守るべき基本的な約束事や原理、原則というもので動いているということが十分に理解できていません。介護の方法には決められた手順や安全確保や事故を防止するための大切な知恵が込められているにもかかわらず、常に時間軸と自己の都合が優先され、「横着」を極めた我流の介護方法を実践してきます。

例えば、オムツ交換をベッド上で行う場合でも、声かけもせず掛布団をめくり、冷たいとか熱いとかの確認もせず、あたかも「物」に対しているかのような、丁寧さと気配りのない介護、介助を行っているのをよく見かけてきました。

このような職員たちが、現場を仕切ることに慣れ、大切な業務指示や利用者の人格を尊重した丁寧な介護をおろそかにして、あろうことか「横着」を「合理的」なものとして勝手な置き換えをしながら仕事をしているのです。

その結果、丁寧な声かけや個々の利用者との大切なコミュニケーションはないがしろにされています。声かけのないオムツ交換や無言の食事介助、ものを洗うかのような入浴介助などがはびこり、介護の基本を学んできた新人たちを困惑させ、基本に忠実な介護があたかも不合理で非現実的なやり方であるかのような誤解を拡散させていきます。

このような介護観が、利用者のカンファレンスなどにおいても、否定的な態度でかたくなに、改善の行く手を阻むような言動に終始するので、会議は停滞し、意識の高いやる気のある職員に言いようのない無力感や孤立感を与えています。このような介護職員たちは、しばしば「派閥」のようなグループや人間関係を形成して、孤立感を深めた「良い職員」が潰されていくのです。

まとめ

介護目標と目的を示さないような職場運営では、チームのまとまりを作れず、個々の職員は無気力に流されてしまう危険性がある

技術偏重の誤った介護観がスタッフに無用のプレッシャーを与えていないか

日本の介護福祉の教育は、介護保険導入以前からいわゆる三大介護と呼ばれる「排泄」、「入浴」、「食事」の介助技術を中心に、移乗介助などの技術面の指導に力を入れてきた傾向があります。

その結果、介護現場では、この三大介護が円滑に行える力量を備えることが、あたかも一人前の介護職員の条件であるかのような考え方が支配しています。

現場にいると、新人職員を夜勤に投入する判断基準には、このような三大介護の技術力の評価が大きなウェイトを占めています。介護で大切なコミュニケーション能力などはあまり重視されずに、とりあえず三大介護ができればよしというわけです。

こうして、いつの間にか三大介護を行うことそれ自体が、介護の目標であるかのような誤った介護観が支配してはいないでしょうか。

その結果、介護現場では、時間軸に縛られた介護業務の流れが1日を支配して、一人ひとりの利用者のニーズや生きがい、自己実現の要求などは、時間軸の流れをとどこおらせるものであるといった発想が存在しているのです。

介護の目的は、要介護高齢者の自己実現を支援して、日々自分らしい生活を送れるように支援することにあります。

自分らしい生活を送るために、排泄や入浴、食事などで必要な支援を受けているのです。ところが、**その生活を支援するという視点が欠落して、いつの間にか三大介護の要求のみを満たせば、介護の目標が達成されているかのような介護観があふれているのです。**

技術が重要視されることに異論はありませんが、技術のみが突出してしまい、介護といえば「オムツ交換」というような短絡的な考え方が流布しています。だから、介護という職場は「3Ｋ職場」なのだとして、介護という仕事へのとんでもない誤解が生まれてしまっているとしか思えません。

「きつい、きたない、危険」という介護に対する先入観が、若者たちから介護への憧憬を奪っているがゆえに、介護を志望する若者が減少しているように思えてならないのは私だけでしょうか？

しかし、介護現場で活躍する〝良い職員〟たちは、そのような介護観に染まらず、利用者との間で良好なコミュニケーションを築き、利用者の笑顔を何より大切にして、心から要介護高齢者が満足感のある良好な生活が送れることを支援し、そのことに重要な生きがいを見出しているのです。

介護技術さえ身につけていれば、役に立つ人材と考えて、施設長をはじめ現場を預かるリーダークラスが、先ほどの〝介護ボス〟たちを認めてしまい、きちんとした理念や介護観を指導せず、「人手が足らないからこの際、仕方ない」と放置を決め込んでしまうのです。

結果として、きちんと介護の基本と手順を重んじながら、利用者に対して丁寧に対応をしている〝良い職員〟の優れた介護パフォーマンスが評価されるどころか、〝介護ボス〟たちの不適切なケアをその場任せにしてしまっているのです。

このような施設長や介護リーダーによるとんでもない「横着」が、介護現場を荒れたものにしている理由の大きな一因となっていることを銘記していただきたいと思います。

介護技術偏重のゆがんだ介護観が、結局介護の質を大きく低下させ、良質な介護の提供が逆に介護業務の停滞と遅延をもたらすかのような、間違った風土が〝良い職員〟を介護現場から追い出すことになっているのです。

まとめ

三大介護の技術評価だけでなく、介護職員のコミュニケーション能力を評価しているか

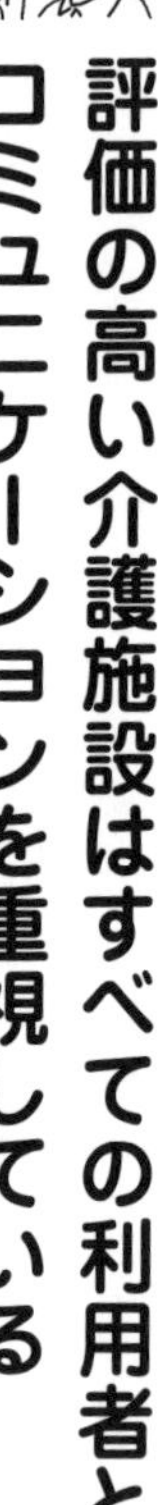

評価の高い介護施設はすべての利用者とのコミュニケーションを重視している

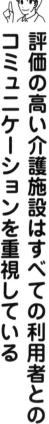

ここで、振り返りたいのは、介護の基本はどこにあるのか、何が優先される大切なものなのかということです。

私は、**評価の高い介護施設に共通するものとして、すべての利用者とのコミュニケーションを重要視している事実を痛感しています。**「すべての」というのは、往々にして介護施設においては、適切な介護サービスの提供は、必ずしもすべての利用者に公平、公正に行われているわけではないということが念頭にあるからです。

私が良く知るある特養では、外出行事や食事会などの日常提供しないサービスに力を入れていますが、そのような行事に参加してくるのは、常にほぼ同じ利用者や限られた利用者になっています。

施設としては、自立度の比較的高い利用者や、コミュニケーションの取りやすい利用者を中心にすれば、このようなサービス提供が円滑にいくと思っているのでしょうが、サービス提供は結果として著しく偏ったものになっているのです。

寝たきりで、発語のできない利用者や、強い認知症を持った利用者などは、このようなサービスの恩恵を受けられないために、不公平な現実になっている、ということに注意が払われていません。

評価の高い介護施設では、逆に自立度の高い利用者には家族との自由な外出や交わりを勧めます。また、**寝たきりや認知症の強い利用者にこそ光を当て、ご自分で訴える力がないからこそ、積極的にフルリクライニングの車イスに乗せて日光浴や散歩に連れ出したり、職員とともに認知症の方とカフェを楽しんだりという、すべての利用者とのコミュニケーションを大切にしているのです。**

介護の基本は、「コミュニケーションに始まり、コミュニケーションに終わる」というくらい、コミュニケーションが重要視されるべきだと考えています。

介護施設や街角でも、介護のプロたちが車イス介助をしているシーンを目にしますが、停止中の車イスを背後から押すとき、きちんと利用者の前に回るか耳元で「車イスを押しますよ」という声かけができている介護職員は、とても少ないと感じています。

ときには、横にいる職員とおしゃべりしながら、声もかけずに、物でも押すように扱っている場合もあるのです。このようなコミュニケーションの欠如は、間違いなく虐待事象につながる不適切ケアを導いていきます。

いかなる介護でも、コミュニケーションなしには成り立ちません。認知症の強い利用者から入浴拒否に遭遇したとき、どれだけの介護職員が適切に対応して快適な入浴に案内できているでしょうか。

朝の離床介助の際に、爽やかな挨拶とともに丁寧な声かけと動作で、気持ちの良い起床が促せているでしょうか。

前述したような職場の〝介護ボス〟たちのケアは、「〇〇して！」「△△するよ！」という利用者に対する一方的な「指示」であり、コミュニケーションを取っているのではありません。

だから、利用者が自分の思うように動かなかったり、できなかったりしたときには、周りに聞こえるような大きな舌打ちをしたりするのです。

良心的で、利用者の意思を尊重しようとする経験の浅い介護職員が、くだんの認知症の強い利用者を入浴に誘導しようとして戸惑っているときに、「そんな甘いことしていたら、業務は回らないよ」という冷や水を浴びせているシーンを目撃して、注意をした経験があります。

私が目撃してその場で注意しなかったら、おそらく利用者の意思を無視して「さあ行くよ」と言って、なかば強引に浴室に引っ張って行ったかもしれません。

〝良い職員〟は、このように業務の時間軸の縛りと、丁寧な納得のある優しい介護とのはざまで、煩悶（はんもん）しているのを想像するのはそれほど難しいことではありません。

〝良い職員〟が利用者の生活を改善しようとして、様々な提案を試みても、「そんなことできない」「やりたければ自分だけでやれば？」のような抵抗に出くわすといったシーンに接したときに、施設長や介護リーダーはどうしているのでしょうか。

施設長など施設のトップマネジメントには、このようなシーンの情報は上がってくるのでしょうか。

——ここに、〝良い職員〟から辞めていくという、悪しき現象を食い止められるか否かのポイントがあるといっても過言ではありません。

施設長や介護リーダーは、**介護業務はチームプレーであり、改善の積極的な提案に対しては、全員の合意を形成して、万難を排して実現に向けた努力をするべきことを理解していなければなりません。**

施設長や介護リーダーは、提案の際に起こる否定的な言動には毅然とした態度で無視して、提案者に対して自分を含めた共同者を間髪入れず指名するべきです。

また、具体案の提出を、きちんと日時を切って決定するべきです。そして、どこのユニットで、どこのフロアで、かくかくしかじかの改善提案を実行するという報告を施設長に上げることです。

施設長は、トップマネジメントとして、改善提案の進行を見守り、アドバイスする知識と能力を有している必要があります。施設長室や事務所に1日中こもるなどは論外です。最低1日に1度は施設内を巡回して、職員や利用者に声をかけるなど、現場の長としての義務を自覚しなければなりません。

施設長が現場に来て、きちんと見ているということは、〝良い職員〟にとって、大きな激励になるのです。自分の関わる利用者に声かけされれば、職員の大きな力に変わることを、施設長はしっかりと自覚して行動して欲しいものです。

コミュニケーションの重要性は、利用者に対してだけではなく、施設長や介護リーダーなど介護マネジメントを行う側と介護職員、その他の様々な職員においても変わらないものだと思います。

よく、風通しの良い施設にするべきだ、という論に出合います。風通しが良いということは、良好なコミュニケーションがあり、言いたいことの言える職場であるということです。

離職率の高い職場では、必ずと言ってよいほどコミュニケーションが悪く、情報や報告がどこかでとどこおってしまい、施設内を活発に「流れ」ていないものです。

現場からは、例えば「ヒヤリハット」の報告なども少なく、形式的な申し送りだけが日々行われているだけという状況ではないでしょうか。

まとめ

施設長が現場をきちんと見ているということは、職員にとって大きな激励になる

施設の都合だけで介護をしていると やがて職員のモチベーションは下がってしまう

利用者とのコミュニケーションを大切にしない介護施設では、介護業務はそれこそ「決められた1日のやるべき仕事の時間軸」のみで組み立てて動いています。例えば、昼食の時間ですが、良く「早出し」というやり方を見かけます。食事介助で時間のかかる利用者の食事を定時より早く上げて、早い時間に食事をしていただくというやり方です。

利用者はみんなと一緒に食卓を囲む権利を奪われています。一人ぽつんと介助で食事をするという光景はあまりいい光景とは思いません。また、普通に食事をしている場合、食事介助を受けている場合でも、例の時間軸に縛られています。何時何分までに下膳しなければならないという規則に縛られています。

だから、食事介助の場合でも、できる限り見守りで自力摂取をしている利用者であっても、時間がないということで、さっさとかき込むような食事介助で食事が終わってしまうことが良くありません。そこでは、自力で摂取する自由を奪われ、みんなとともに食事をする楽しみを奪われてしまいます。これが利用者本位の介護と言えるでしょうか。

決められた時間軸を守ることを最優先して動く介護業務は、基本的に施設本位の介護だと言えます。このような食事時間の光景を見て、利用者本位での介護を考えている介護職員の目には、どのように映っているのでしょうか。

要介護高齢者にとって、食事は生活の中で大変重要な楽しみの一つであることに変わりありません。その楽しみがこのような施設だけの都合で、時間に追われながら、なかば強引な形で下膳させられるような食事は楽しみであるはずがなく、利用者本位、利用者のニーズに応える介護にはまったくなってはいない――心ある介護者は必ず、このように思い悩んでいると思います。

まして、日常の食事が施設本位で、利用者をないがしろにしたものであるのに、外食だ、食事会だといったイベントに力を入れて、焼肉だ、鍋だと騒いでも、結局全員が楽しく充実した食事を楽しむことにはならないのです。

行事の提供で食の充実を図ろうとするのは、それこそ本末転倒というものです。

時間軸を外し、食事の開始時間から終了時間まで、利用者の思いに任せ、時間に幅のある食事提供はできないものでしょうか。現実にそのような食事提供を毎日行っている特養もあります。担当の職員と一緒に食堂に集まり、ゆっくりと自分の好きな料理が選べ、時間を気にせず介助を受けながら食事が楽しめているのです。その施設では、毎日食事の終了時間が午後1時半を回ることもあるそうです。

〞良い介護職員〟は、このように時間軸に縛られ、時間に追われる介護業務の中で、日々思い悩みながら、納得のいかない介護を続けているのです。自分たちが主体的に利用者とのコミュニケーションを大切にしながら、丁寧な介護をしたい。しかし、業務に追われる流れがそうはさせてくれない。当然のように、この〝良い職員〟のモチベーションは下がってくるでしょう。

利用者との対話の機会が少なく、淡々と沈黙の続く介護業務に追われる日々は、優秀で意識の高い介護職員にとっては、ストレスと不満を蓄積させます。

しかし、これが施設の日常業務の骨格をなす基本事項だと言われたら、改善の提案をしたくてもなかなか発言する勇気もわかず、困難さを感じてしまうでしょう。

結局、自分が担当する利用者との関わりがどんどん希薄になるのを感じて、この施設にいては自分の理想とする介護ができないという結論に達してしまうのです。

このようにして、施設本位の介護は、良質な職員のモチベーションを下げ、積極的で、質の高い介護を実践する機会を奪い、将来に向けた抱負を失っていき、この施設にいてはだめだという結論から、退職へと追い込んでいくのです。

まとめ

やるべき作業を〝最優先〟しているうちに、利用者本位の介護が忘れられ、それが利用者と職員の関係性を薄める原因になっていないか

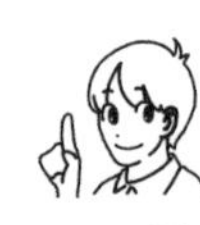

施設の都合を優先した介護が「身体拘束」を生む原因になっている⁉

施設本位に陥っている介護施設では、実は「身体拘束」ですら自分たちの都合のいいように正当化してしまっているケースが見受けられます。

「身体拘束」は、当然のようにすべての介護施設では禁止されていて、緊急やむをえない場合に限り、方法と期限を設けて、利用者と家族の同意を得た場合にのみ実施できるとされています。

「身体拘束」の禁止は、平成13年に国が「身体拘束」禁止の指針（厚労省『身体拘束ゼロへの手引き』平成13年3月参照）を出し、当時私が大阪府下の特養の施設長をしていた時代に、大阪府が「身体拘束0作戦」と銘打って府下の介護施設に禁止を徹底して実施させてきたことがあります。

当時の「身体拘束」と言えば、ベッドを4点柵で囲む、車イスにY字ベルトで固定する、車イスにひもで縛りつける、オムツ外し等を防止するためにつなぎ服の拘束着を着せる、かきむしりを防止するためにミトンの手袋をはめさせるなどでした。

緊急でやむを得ない場合というのは、身体や生命に危険が及ぶ、拘束以外に被害を防ぐ手立てがないなど、本当に切迫した状況においてのみでした。

当時、私たちは、利用者の安全確保などのためにやむを得ず実施しているケースを持っていましたが、大阪府からの強力な指導によって、泣く泣くすべての拘束を解除していったものです。

ときには、Y字ベルトのおかげで、車イスでの座位が安定して、かえって車イスの自走が容易になっていた事例もあり、なかば疑問を感じながら解除を行っていたことを覚えています。

「身体拘束」を喜んで実施する施設はありません。どこの施設においても、主として利用者の「安全確保」のためにはやむを得ないと考えています。それによって、転倒や転落、ずり落ちなどが容易に防止できていることは利用者の利益にかなっている、そのような理解だと思います。

しかし、「身体拘束」禁止が叫ばれて十数年が経過して、この間の社会の意識が大いに変化してきました。

とりわけ、人権への配慮が重要視されて、本人の意思の尊重、意に反する介助の禁止など介護の現場での人権への配慮が、どんどん具体化されてきました。利用者は「身体拘束」に限らず、自分にとって嫌な介助や支援を拒否することができます。

介護施設における利用者への「人権」重視は、施設の様々な分野で実施されるようになりました。また、施設においても職員に対する「人権研修」も活発に行われるようになりました。

しかし、現実の介護現場では、この「身体拘束」が密やかに根付き、実施され続けているのです。

最近では、先に述べたような目で見てわかる形の「身体拘束」だけではなく、離床防止センサーや転落防止センサーなどの、センサーによる利用者の動きを監視する「身体拘束」が数多く見られます。

体動の多い利用者がベッドから降りようとしたら作動する、ベッドから降りて室内を移動し始めたら動作を感知して作動するなど、利用者の自由な行動を「抑制」するためのものが非常に多くなっています。

利用者の安全を確保するためには、いち早く利用者の転倒などの危険なリスクを感知しようとするセンサーの類は、縛り付けるなどの拘束ではないために、介護職員からは比較的罪悪感を持たないで済む拘束であるようです。

しかし、国の「身体拘束」の基準でも、このようなセンサーは、緊急性が高く、やむを得ない場合を除いて、利用者の自由な行動を制限するものとして明確に「身体拘束」に位置付けられています。

私は、やはりセンサーによる見守りなるものは、明らかな「身体拘束」であると思っています。それは、センサーの監視によって、目に見えないひもによって、ベッドに縛り付けられているに過ぎないからです。

利用者がベッドから降りるのも自由、居室内を歩き回るのも自由、ときには自分でトイレも行きたいし、お茶も飲みたい、窓の外の景色を眺めたいなど、誰しもが抱く願望は抑制されてはなりません。

センサーによる見守りは、あなたはベッドから降りてはいけない、じっとベッド上で横たわっていなければならない、センサーによる監視は、利用者にこのように「指示」して命じているのと同じです。明らかな自由の「抑制」であり「拘束」なのです。

私は、特養の施設長時代に、家族の「身体拘束同意書」という書類に承認を与える立場でしたが、ある「同意書」には実に「身体拘束」を開始して丸3年以上経過したものがありました。

「身体拘束は」、緊急でやむを得ない短期的な、厳格な期限のあるものです。しかし、私の見た「同意書」は、3年を経過していました。

いったい、拘束の廃止をどのように考えているのか、この介護マネジメントを行う立場にある幹部職員は、本当に何度も家族に説明をして、きちんとした同意を取ってきていたのか疑問に思いました。

幹部職員に問い詰めると、「みんな拘束をやめたいと思っているが、方法がなくやむを得ないのです。これで利用者の安全が確保されているならば必要なものと考えています」という趣旨の返答が返ってきました。

私は、本当にみんながそう考えているのか、疑問を感じました。この「同意書」のケースは、センサーマットの使用でしたが、他の良心的で献身的な介護を行っている職員に意

見を聞くと、「私は、センサーマットは必要ないと思います」という返答でした。なぜそう思うのかをさらに訊くと、

「人間には歩く自由がありますし、転倒するリスクを知って、自分でこける自由もありますから」

というものでした。

私は、これだと思いました。

「こける自由」、この意味は勝手にこけたらよいということではありません。

利用者と家族に対して対等で公平な関係性を築くには、常に起こりうるリスクを説明して、リスクのしっかりした管理の下で「身体拘束」を行わない、施設の断固とした意志を説得すべきであるからです。

そのもとで、いわば可能な限り安全に「こけて」頂けばよいのです。安全の確保のために、見回り頻度を上げること、ベッドから降りたいときは安全のため、ナースコールを押してもらうように説得するなどいくらでもするべきことはあるものです。

ともすれば、人員が足りないからやむを得ないという、安易な諦めと合理化が利用者の貴重な自由を奪い、人権を抑制するものとなっている、これらはやはり施設本位の介護の負のたまものに他なりません。

利用者のことを第一義に考え、利用者の笑顔が大好きで、安心で安楽な日々を送る支援をやりがいとしている介護職員たちは、このような「身体拘束」の合理化には心を痛めて

います。

〝良い職員〟は、実際に介護の仕事において「横着」を嫌います。

相手の立場に立った丁寧な説明と納得による介護こそ、自分がなすべき介護だと自覚しているのです。

施設長や介護主任、介護リーダーなどの介護マネジメントを行う者は、このような貴重な思いをどのように受け止めているのでしょうか。

・利用者一人ひとりのニーズを真剣に引き出し、安心安全で自己実現を図れる豊かな施設をどのように作ろうとしているのでしょうか？

・介護に従事する職員が、自己の成長を感じ、将来性を感じる教育と指導ができているのでしょうか？

・国の「処遇改善加算」に係るキャリアパスの構築で事足れりとしてはいないでしょうか？

〝良い職員〟は、しばしば「バーンアウト」して辞めていくと言われています。しかし、私には、現場を見ていて「バーンアウト」すらできない現実を感じます。「バーンアウト」ではなく、私は、施設本位で、時間軸に縛られた施設の介護業務の在り方に対して疑問を感じるというような感性を持てず、そのことに気づくこともなく、改善の努力すらできない、しようとしない施設長や介護リーダーなどと施設の在り方そのものに絶望して、「あほらしくてやっていられない！」のだと感じているのだと思います。

まとめ

あくまでも原則は利用者本位の介護にあるということにしないと、どこまでも「効率を求めてしまう」という危険に陥ってしまう

第2章
「介護マネジメントがない」ために現場が回らなくなってきている

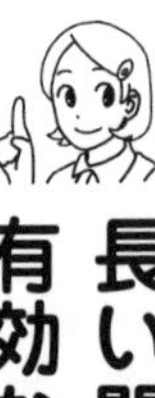

長い間深刻な「介護人材不足」が叫ばれているが有効な対策が打ち出せないのが現状

2025年問題が声高に叫ばれながらも、相変わらず、介護施設の全国団体や社会福祉法人の全国団体でも、明確な対策が打ち出せていません。

政府は、外国人労働力を確保するために、技能実習生の在留資格を緩和して、「特別技能1号、2号」の取得者には5年の在留資格を与えるなどの人材確保に乗り出しています。

政府は介護の分野でも、留学生に「在留資格　介護」を設けることを打ち出しました。介護施設では、技能実習生を確保するための組合を組織するなど、外国人介護者の確保に力を入れています。

それでも現実には、66・6％の職場で人材不足を感じ、88・5％の職場で人材の採用が困難を感じているという統計が出ています（公益財団法人介護労働安定センターによる平成29（2017）年度「介護労働実態調査」の結果、参照）。

政府の試算でも2025年には介護人材が32・7万人不足するという試算（2018年5月厚労省）が出されています。

仮に外国人介護者を予定通り確保できても、わずか6万人に過ぎず、とうてい不足する人員の確保は困難という現実があるようです。

だからと言って、日本では、ヨーロッパ諸国のように、介護分野を「移民」に委ねるようなやり方は定着するとは思えません。

そう考えると、やはり日本においては、日本人の介護人材の確保が重要な課題だと言えるのではないでしょうか。

そこで、本書のテーマでもある、介護分野における高い離職率を下げ、定着率を高めようという問題は避けて通れないと思います。

私は、「介護人材不足」と「介護の人員不足」は分けて考えるべきだと考えています。というのも、「介護人材不足」は、この離職率の問題と深くかかわっているからです。

「介護の人員不足」というのは、例えば、定員100名の特養を開設するに当たって、

・満たすべき人員配置基準の人数の介護職員が確保できない
・必要な人数の応募者がいない

ということです。東京などでは、そのために利用者の定員を下げて、1フロアは開設しないといった対応がされている施設もあります。

本章では、特に「介護人材不足」について考えたいと思います。

多くの介護現場では、人材の不足感が強く、「人がいない、人が足らない」の大合唱が起きています。

ある特養では、介護職員をハローワークで募集しても、公的な福祉人材センターで募集してもさっぱり反響がないということで、介護の人材紹介会社からの応募に頼っています。

確かに、介護人材紹介会社からは、多くの施設にファックスによるDMなどを使って、簡単な希望者のプロフィールを乗せて営業してくるケースが多いと思います。しかし、人材紹介会社を利用する応募者は、私の経験では、何かいわくのある問題を抱えた応募者や、前職で勤まらなかった人材などが多いという印象を持っています。

その特養でも採用に至った職員の定着率は低く、また本格的な戦力となる人材はごく少数だと聞いています。結果的に、人材確保の手段が限られているために、人材紹介会社に頼らざるを得ないのが実情なのです。背に腹は代えられないということでしょうか。

人材紹介会社や人材派遣会社に人材の確保を頼ると、結果として高額な「紹介料」の請求に悩まされることになります。

中には悪質な業者もあると聞きます。業者によっては、人材が退職した場合に支払う紹介料の返金義務について、ワザとのように期限をほんのわずか過ぎた時点でいきなり退職していくケースもあります。このケースなどは、明らかに業者と本人がつるんでいるとしか思えない悪質なケースです。

ともあれ、紹介料の負担は財政的に重く、頼るべきソースではありません。

人材不足を感じる大きな要因は、人員数がはなから不足しているからなのではなく、結局、〝人材が辞める〟ことが大きな原因なのです。

そもそも、施設が開設できたという事実は、国の人員基準を満たし、あるいはそれ以上の人員が確保できたからこそ開設、運営に至ったはずだからです。実際に、介護職員が辞めるという事実の深刻さは、単純に、人員がマイナスだけだからではありません。

離職率16・2％という事実は、特養のユニットでは1年に1人ずつ介護職員が消えていくことを意味します。1人の介護職員が蓄積してきた利用者に関する重要な情報や知識、介護ノウハウがいきなり喪失する痛手は、計り知れません。

人員の補充では済まないことは明らかです。仮りに、人員を補充できても、利用者に関するノウハウの蓄積はそこでストップしてしまい、職場全体の介護の質は上がらなくなります。

結果的に、他の職員の介護負担、業務負担だけが増加して、全体として介護の質の低下を招き、介護業務は排泄介助や入浴、食事の介助（＝三大介護）など技術的なものに偏りをみせて、一層「3K職場」の様相を強めていくのは目に見えています。

また、職員が辞めることによって、介護の継承性は失われて、業務の組み立てや日常的に、必要な介護への重大な支障が生じるようになります。

いわば介護職員が辞めるということは、介護現場が崩壊の危機に瀕するといっても過言ではありません。

365日24時間体制の介護現場では、一人ひとりの職員のパフォーマンスの優劣だけではなく、介護の継承性が重要なポイントになります。職員が辞めることのデメリットは前述した通りですが、個々の利用者の介護ノウハウと情報を持っていた職員の欠落は、この介護の継承性をズタズタにするのです。

利用者は、今まで安心して受け入れていたサービスや気配りを奪われ、困惑し、施設への信頼感を失っていきます。結果として、この利用者とのコミュニケーションは希薄になり、三大介護の内容だけが提供されるような殺伐とした光景が訪れるようになります。

介護の継承性が失われてくると、チームケアは成立しにくくなります。チームケアが崩壊すれば、結果として現場での介護事故の増加や不適切ケアが蔓延する……というような状況になることは容易に想像できます。

個々の介護現場で、介護マネジメントを行う施設長や現場の介護リーダーはこの流れを理解して、崩壊を食い止める対応にいち早く取り組んでいただけることを望みます。

まとめ

人が辞めることで介護の継承性が失われると、チームケアは成立しにくくなってしまう

介護人材不足の「元凶」とは？

介護人材不足に追い込んだ「元凶」の一つは、間違いなく現場での高い離職率にあると考えています。第1章の冒頭で、介護離職率16・2％の高さについて言及し、平均値では現実は捉えられず、離職率の高さは両極化していると述べました。

私が相談を受けたある特養などは、年間離職率は28％もありました。これは決して特別なことではなく、離職率が20％を超えるとんでもない特養が数多くあるのを知っています。

一方で、年間離職率が5％程度と低いところもあります。それも、結婚して引っ越す、親の介護に専念する、配偶者の転勤で遠方に行くなど離職理由が明白なものばかりという施設もあります。

では、この違いはどこから生まれてくるのでしょうか？

離職率が高い施設に共通していることとして挙げられるのは、私の経験から次のようなことがあります。

◎施設長が現場と関わりを持っていない

◎職員の配置が行き当たりばったりで、ユニットやフロアの人員構成に能力や経験が配慮されず、夜勤ができる、できないだけで決めている

◎人材の確保に人材紹介会社を多く利用している

◎「派閥」のような集団があり、チームケアが機能していない

これを見てわかるのは、〝介護マネジメント〟が現場に対して全く機能しておらず、例の〝介護ボス〟の存在が透けて見えるのです。

さらに、そうした施設では、利用者を見ても、「デイホールに〝放置〟されているとしか思えない」、「職員が忙しそうにばたばた走り回っている」、「利用者の着衣が汚れ、更衣もされていない」などの不適切な状態が放置されているのではないでしょうか。

ある特養では、離職率が30％に迫り、派遣の介護職員が多数在籍していましたが、その施設では異常なくらい「イベントを多用」して日常のケアは完全に隙だらけでした。

なぜ「イベントを多用」するのかというと、イベントの時は一か所に利用者が集められるので、現場の職員配置がおろそかでも問題が起きにくいからなのです。

一方で、離職率の低い介護施設では、ムダな会議が少なく、職員間の情報交換やコミュニケーションは、タブレットやインカムの利用などICTを積極活用しています。

施設長は、1日に3回は全館を回り、現場の申し送りに顔を出し、職員とのミニミーティングに参加するなど、こまめに現場との関わりを持っていました。その上、法人の方針として、収益の余剰分は職員のために使うという徹底した職員重視の運営なのです。

職員が辞めていかないために、施設全体の介護ノウハウがきちんと蓄積されて、職員へ行き渡るため、個々の介護職員の力量や知識は豊富で、ユニットにおいても十分に1名の

離職率が高い施設に共通する特徴

❶ 施設長が現場と関わりを持っていない

❷ 職員の配置が行き当たりばったり。ユニットやフロアの人員構成に能力や経験が配慮されず、夜勤ができる、できないだけで決めている

❸ 人材の確保に人材紹介会社を多く利用している（ただ欠員を補充しているだけ）

❹ 「派閥」のような集団があり、チームケアが機能していない

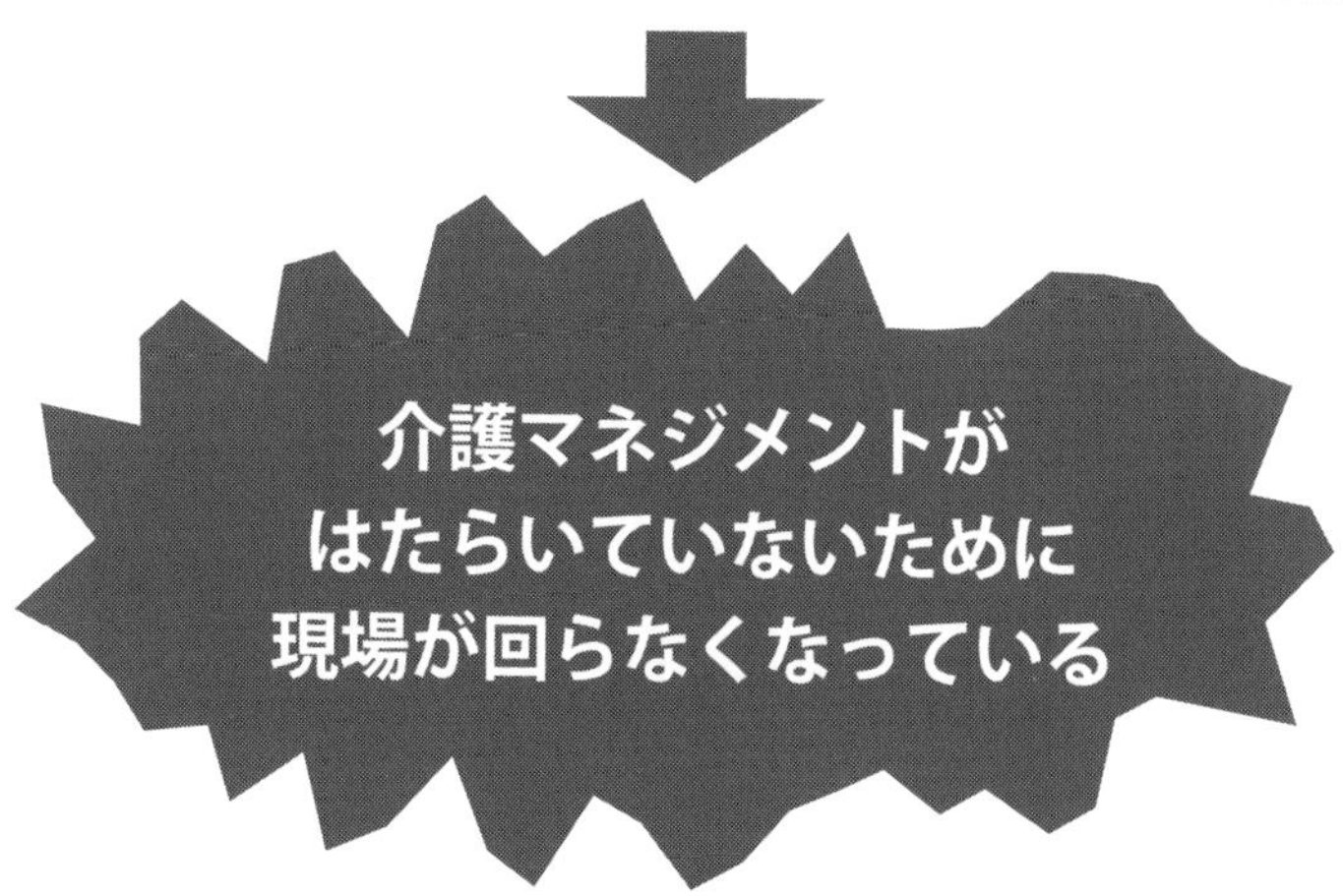

介護マネジメントが
はたらいていないために
現場が回らなくなっている

介護職員で日中を回せます。

また、必要なときにはインカムで応援を頼むこともできます。そこには、利用者とゆったりと関わり、豊かなコミュニケーションが存在していました。こうした職員重視の運営を行うのは、職員がゆったりと有給休暇が取れるように、人員のサポートがいつでも可能な態勢を作るためなのです。

介護人材不足を克服する重要なポイントは、「人が辞めない」介護現場をいかに作るかということなのです。

まとめ

離職率が高い施設の特徴は「施設長が現場と関わっていない」「経験・能力に応じた人員配置がされていない」など、現場のマネジメントが機能していないこと

介護現場の〝魅力喪失〟が人材不足に拍車をかけている

最近よく相談を受けることは、介護福祉士の養成校においての深刻な応募者不足のことです。どのようにしたら、日本人の応募者が増やせるのかが、大きな課題となっているのです。というのも、ある専門学校では、介護福祉士養成コースの定員40名に対して日本人は10名足らず、残りはベトナムなどからの留学生とのことです。このような現状は、専門学校だけではなく、介護福祉士の養成課程を持つ大学、短期大学でも同様で、大学によっては養成課程を廃止したという話も耳にします。

一方で、同じ福祉分野の「社会福祉士」や「精神保健福祉士」などの養成課程は結構人気があり、学生不足に陥ってはいないとのことです。

なぜ、同じ福祉の分野でこのような大きな差異が生まれているのでしょうか？

このことは、前述してきたように介護福祉の現場が、完全に魅力を喪失しているからだと言えます。「3K職場」――「きつい、きたない、危険」というレッテルを介護現場が貼られて、どこの施設でも人員の募集には苦労しています。

「応募者がさっぱり来ない」、あちこちの福祉施設の集まりなどではこういった発言が数多く見られます。自治体や社会福祉協議会などでは、介護人材確保を若い人材からということで、高校生や中学生のために介護の仕事のＰＲのイベントを催したり、綺麗なパンフレットを制作して配るなどという努力をしているようです。具体的には、介護現場で働く先輩たちの生のメッセージを伝えるなど、その努力はなかなかのものと言えます。

ところで、同じ福祉分野でも「社会福祉士」や「精神保健福祉士」は、なぜ人気があるのでしょうか。

それは、どちらの職種も「相談業務」が主体であり、ソーシャルワークとして行政から病院、社会福祉協議会、介護施設に至るまで幅広い選択肢につながっているからです。

とりわけ、若い人材にとっては、「３Ｋ職場」のようなしんどい業務内容よりは、スマートにクライアントと対面して相談援助に従事する仕事のほうが、はるかに魅力に溢れているということでしょうか。

それほど今の介護現場は魅力を失ってしまったのかと、茫然とする思いです。

介護保険導入前後の介護現場は、特養などでも「介護福祉」は高齢化社会を迎えるにあたり、これからの将来性ある分野ということで専門学校も一杯で、当時私が勤務していた特養でも、専門学校からの実習生が10名単位で来ていたものでした。また、特養などの介護現場でも新卒の若い職員が中心となるような、若さを感じる職場だったことを覚えています。高齢化社会が急速に進展して、まさにこれから多くの介護人材が必要な時代になって、なぜ現在のような人材不足を招くようになったのでしょうか。

その原因の第一は、やはり他産業と比較して、かなり低い賃金水準にありました。特に

【介護現場の用語解説】

※注１　「介護職員処遇改善加算」

国の定める介護報酬において基本報酬に加えて加算として、介護の直接処遇職員という現場介護職の待遇改善を目的として支給し、報酬をアップするもの。この加算の使途は、介護職員の人件費にのみ限られ、通常の施設給与とは別に支給されます。

男性職員にとって、5年勤務しても結婚して家庭も持てないような絶望的な給与水準、今のキャリアパスなどはなく、何年たっても同じ介護職として、将来の給料や職務に夢を抱けない将来性のなさが、次第に若い介護職の志望者を減らしてきました。

現在、国が主導する「介護職員処遇改善加算」（※注1）などで、賃金水準のかさ上げを図ってきましたが、まだまだ追いつかないのが現状です。

特養などの介護施設の介護報酬による収益は、国の財政難を受けて頭打ちか減収の傾向が強まる中で、すでに人件費比率は多くの介護施設では60％の水準に達しており、将来の人件費に回せる余裕はなく、その結果、職員の年収は「介護職員処遇改善加算」を入れても、将来的に５００万円などは期待できません。

給与を引き上げられる施設長や主任生活相談員、介護主任など管理者のポストは限られており、介護職員の身分でいる限り、将来の夢は描けるとは思えません。

キャリアパスなど、職員の将来像と職位に関する階層を具体化することが介護施設には義務付けられていますが、形式的で加算目当てのずさんなキャリアパスが横行しており、介護職員の将来像を積極的に支援するものとはなっていません。

実際に、この処遇改善加算とキャリアパスの制度が動き出して数年が経過していますが、介護福祉の分野をめざす志望者増にはつながっていないのが現状です。

しかし、介護現場で働く「良い職員」から、待遇のことを尋ねても給与水準の低さへの怨嗟はあまり聞かれません。要は、お金がすべてではないと考えて働く職員は、結構存在しているのです。だから、第1章で触れた離職理由の順位でも「収入が少なかったため」というのは第6位なのだと思います。

それでは、何が介護現場の魅力を喪失させたのでしょうか。

それは、介護の仕事が、これまで述べてきたように〝三大介護〟が目的化してしまい、介護技術というものがすべてであるかのような、殺伐とした介護職種の実像が現場を支配しているからに他なりません。介護の目的は、要介護高齢者が、自分らしく生活できるように、自己実現と意思が尊重され、豊かな生活が送れるように支援することにあります。

しかし、排泄介助や入浴介助などの生活を支える手段でしかない介護こそが介護業務となり、それらの進行を規定する時間軸で縛られた業務構造が、介護の仕事の柔軟性や相談援助のようなソフト部門の役割を著しく低下させたことにあります。

「社会福祉士」のような相談援助業務に光が当たり、業務の幅とやりがいがはっきりと見える職種には人気が集まるのは当然かもしれません。

何のためにくる日もくる日もオムツ交換をし、認知症の人の対応に苦労し、大きな失禁でもあれば、臭いと煩雑な手間に翻弄される業務を続けていくのか？　要介護高齢者の豊かな生活を支援するという聞こえのいい大義名分とは程遠い、追い立てられるような日常業務の忙しさは、利用者とコミュニケーションを取る時間を奪い、担当する利用者の支援に従事できる余裕を奪われて、いったいどこに仕事のやりがいが存在するのか、——こう良心的な支援者である介護者は煩悶し続けているのです。

介護現場の魅力とは、利用者に寄り添い、その日常のささやかな悩みや苦しみに真摯に対応できる支援者として、誇りと生きがいに溢れた介護の仕事の復活を図ることではないでしょうか。

まとめ

「三大介護が目的化して、介護技術がすべてであるかのような考え方が横行しているため、殺伐とした雰囲気が介護現場を支配している」ため介護の仕事の魅力が失われてしまった!?

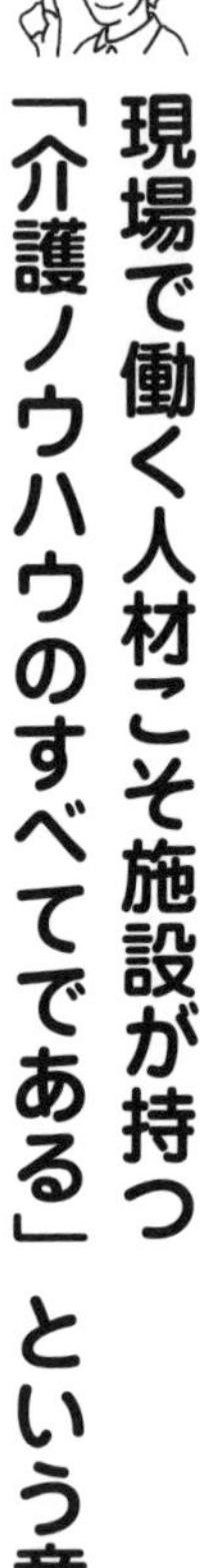

現場で働く人材こそ施設が持つ「介護ノウハウのすべてである」という意味

これまで述べてきたように、介護職員が辞めていく理由は、魅力を失った硬直化した介護現場にあり、それに対して効果的な手立てを打てていない、施設長や介護リーダーなどの介護マネジメントを行う側の無力にあると言えます。

介護人材不足は、人材が募集しても集まらないからではなく、優れた介護人材が辞めていくことに根本的な要因があるのです。人が辞めていくから、人材が不足して募集をかけなければならない、しかし、集まらない。ここに人材不足の問題の本質があるように思います。

「人が辞めない」介護現場は、介護ノウハウが蓄積され、介護職員の連携とチームケアが正常に機能し、施設全体の力量が上がるという現場です。

介護という仕事の特徴は、同じ人数であれば、同じ仕事ができるというわけではないということです。

1人の介護職員の力量が、2人、3人分の力を引き出してくれるのです。介護人材こそ、介護現場のすべてといっても過言ではありません。施設が持つノウハウのすべてであるのです。

評価の高い介護施設では、多くの入居の待機者が存在します。また、数が少ないとはいえ、介護福祉士取得をめざす良質な学生が応募してきます。

また、人材募集をかければ、人材紹介会社を頼らずとも、役立つ経験者が応募してくるのです。

他方、評価の低い介護施設では、特養といえども、待機者がわずかしかいない、あるいはゼロのところが出てきています。

すでに、特養をはじめ、介護施設の淘汰が進行しているのです。現在では、インターネットやSNSなどが進化して、介護施設の情報は、細かなことに至るまで情報を入手できます。

親を施設に入れようと考えている家族は、昔のように入れるだけでありがたいなどとは考えません。

この施設に入れたら、どのようなサービスを受けられるのか、どのように親をケアしてくれるのかを、しっかりと判断してくるのです。

そこでは、職員の言葉遣いや態度、服装まで細かくチェックされています。驚くほど入居希望者は進化をしています。

汚れた車イスや所在投げにデイホールで放置されている利用者の姿でも見れば、瞬時に厳しい評価を下されるのです。

ご自分の施設の待機者の状況をチェックしてください。施設の清潔度や職員の態度に注意を向けてみてください。人材の応募状況を見てください。

――ご自分の施設の〝棚卸し〟をしてみて、課題を感じるのであれば、ご自分の施設は良い施設ではないということです。

人が足らないのではなく、人を辞めさせ、人を足らなくしてしまっている施設の現状を真剣に見つめ直すことがきわめて重要になってきているのです。

まとめ

人を辞めさせ、人を足らなくしてしまっている施設の現状を〝棚卸し〟して、その原因を探ることこそ最優先の課題

第3章

「人が辞めない」介護現場の働きやすい環境の作り方

実践編

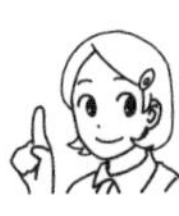

介護から「3K職場」のレッテルをいいかげん外そう！

「措置時代」の介護のリアル

介護福祉士が国家資格となり、高度専門教育を受けた者が取得する資格として定着しています。

かつて介護保険制度が導入される以前は、いわゆる「措置制度」の時代でした。特養に入るには、役所に申し込みをして、役所が「措置」という「行政処分」の一つとして、入所する特養は選択できずに、指定された特養に「入所」させられたものです。当時は、特養に「措置される」高齢者は、行政が主導で「入所」させる特別な存在でもあったからなのです。

時代が変わり、介護保険制度の導入によって、「措置」から、施設と利用者が対等な関係となる直接の「契約」になりました。利用者は「入所」させてもらう受け身の立場から、対等な契約者である利用者として、個人として尊重され、自己の権利を主張できる立場へと変わりました。

「措置」の時代の特養は、行政から委託を受けた「下請け」のような位置付けであり、働く職員も資格要件などもなく、配偶者を失った女性や一般企業に十分適応できない人たちが数多く働く、どちらかといえばマイナーな職種と言われていたものです。

当時は、女性が正規職員や社員として働ける職場は少なく、フルタイムで働ける貴重な仕事が介護だったのです。

社会的にも、「入れてもらえてありがたいと思いなさい」というような考え方が強く、介護職員も常時上から目線で、個人のニーズの主張は「わがまま」として一蹴されたものです。

施設は社会から切り離され、孤立しており、施設の経営は「措置費」という行政予算を消化する「運営機関」でしかありませんでした。

介護保険の導入で介護の仕事が注目を浴びるようになる

介護保険の導入によって、契約者として権利の主張が可能となり、「措置」のように行政から自動的に利用者を「あてがわれる」こともなくなって、利用者の側からの自由な選択による競争原理が持ち込まれてきました。

また、特養以外にもケアハウスをはじめ、民間では介護付有料老人ホームやサービス付高齢者向け住宅など種々の入居施設が生まれました。

介護の仕事は、高齢化社会を迎えるこれからの産業として注目を浴び、福祉をやりたいという高い目的意識を持たない一般の若者たちが、将来性のある職業の一つとして選ぶようになったのです。

介護は、介護福祉士という専門の国家資格になり、介護の仕事に就くには2級ヘルパー以上の資格を要するようになりました。専門職が従事し、多くの有資格者が働く介護の仕事は脚光を浴びて、将来性の豊かな職業として確立されたかのように見えました。

しかし、現在、介護現場は多くの若者から敬遠され、介護福祉士の養成校や課程は大きく定員割れを起こしています。今では、介護の仕事は魅力のない「3K職場」としてのレッテルを貼られ、人材難に苦しむ現実に直面しています。

介護現場は本当に3Kか

ところで、介護の現場は本当に単なる「3K職場」なのでしょうか?

私は、福祉に関心のない若者が数多く参入してきた脚光を浴びた時代より、今こそ明確な高い目的意識を持った若者が、介護の仕事に参加してくる絶好のチャンスではないかと考えるようになりました。

志望者の減少は、もちろん憂うべきことに違いありませんが、その流れに抗うように自ら積極的に介護福祉の分野を選択する若者がいるという事実は、社会福祉における介護の分野で、高い志を持って挑戦しようという意欲があるということなのです。

これらの若者たちに介護福祉の未来を託せるということは、捨てたものではないと思います。彼ら彼女らは、一様に「人の役に立つ仕事がしたい」という抱負を述べます。

要介護高齢者に寄り添い、利用者が自分らしい生活を送れるように、利用者に伴走する職業として、人間の最後のステージを支え、見守り、送る崇高な使命を帯びた職業として介護を選択する知性に拍手を送りたい気持ちです。

要はこのような若者を一人でも増やせるように、介護現場の魅力を高める努力をして、「3K職場」なる偏見を払しょくすること、利用者に寄り添い、その悩みや苦しみを共有しながら伴走していく、人生最終ステージの支援者という誇り高い職業として、その魅力を訴えていきたいと思います。

◎要介護高齢者が、自己実現のために様々な活動ができるように支援すること、寝たきりであっても、発語ができなくても、認知症で自己表現が乏しくても、その人の人生を把握して、自分らしい生活が送れる喜びをもたらせる強力な支援者となること

◎家族よりも気配りに満ちた優しい排泄介助や食事介助で、利用者が気持ちよく過ごせるように支援すること

――これらの高い目標を持つ仕事は「3K職場」などではありません。

相談援助業務は、その人に相談を通して寄り添いますが、実際の生活の様々な局面で直接支援するわけではありません。

しかし、介護福祉士は、良き相談者であると同時に、利用者の思いを受けて、実際に具体的な支援を直接的に行うという、より能動的な支援者なのです。このことを理解して、

介護福祉士を志望してくる若者の存在は頼もしく、介護職員の処遇改善と、将来性を開くために高度専門職としての独自性、自立性を高めることで、より多くの若者が参入してくることは間違いないと確信します。

人はなぜ介護を職業として選ぶのか？

それは、介護は豊かな人間性を備え、人生の伴走者として人間を支え、支援する崇高な仕事だからです。

まとめ

介護は豊かな人間性を備え、人生の伴走者として人間を支え、支援する仕事は「３Ｋ職場」ではない

離職率を下げるために
これからのマネジメントに必要なこと

これまで見てきたように、現在の介護現場が停滞と不振を招いている大きな原因の一つは、**時間軸で縛られた介護業務の組み立てと内容にある**ことは明らかです。

では、なぜこのような時間軸で構成する介護業務の組み立てが支配するようになったのでしょうか。

それは時間で測ることが一見最も合理的で、容易だからです。時間軸を中心に様々な業務を組み込み、そこに職員を割り当てること、また職員の業務シフトに最も連動させやすいことなどが理由として考えられます。

かつて、「措置制度」の時代には、行政の「措置」を受けている利用者には、自由な行動や権利が限られていました。

施設の日課は、個々の利用者のケアプランと個別支援計画などはなく、いわゆる「集団処遇」という何でも一斉に行うというスタイルでした。

排泄介助でも、その利用者の排泄パターンの把握によるトイレ誘導やオムツ交換などはなく、定時に、排泄の有無に関係なく大きなオムツカートを引っ張りながら、多くの介護職員がついていきながら全員のオムツを変えてしまうというシステムでした。

何時にオムツ交換、何時から何時までお風呂、何時に昼食など、まるで刑務所の日課のように、介護の現場は時間が支配するようになったのです。それは、現在に至るまで介護現場の基本的な業務の在り方として定着してきました。

しかし、最近では、ユニットケアの普及に伴って、時間軸に縛られない、いわゆる**個別ケア**というものが拡がりを見せています。

ユニットケアの特徴は、集団処遇的な従来型特養の、フロアに配置された職員全員でフロアの利用者を看ていくというスタイルから、個別の担当者が個々の利用者に密着して支援を行うスタイルに変化したことです。

離床介助から昼食介助、入浴介助まで一貫して1人の担当職員が関わり続けるやり方も普及していると思います。1人の利用者を、限られた担当者が継続的にみていくというシステムは、個々の利用者とのコミュニケーションを密にして、細やかな個別支援の課題の把握も容易になりました。

ところが、ユニットケアを導入している施設でも、介護での処遇は集団処遇のやり方を捨てず、個別の担当者の役割は低く、施設の業務都合を優先させ、入浴介助でも専門の担当者を置いて、それこそ担当になれば、1日に15人余りの利用者の入浴介助を担当するようなやり方をしているのです。

そこでは、個別ケアの濃厚なコミュニケーションは排除され、昔からの悪しき「芋を洗う」ような入浴介助がまだ生きているのです。

このような入浴介助では、個々の利用者の皮膚観察などは行えません。入浴者数というノルマと時間軸の支配が、まだまだ支配しているのです。

介護の基本が個々の利用者のニーズに迫り、利用者の自己実現の支援にあるとしたら、このような集団処遇的な介助は不適切と言わざるを得ません。

しかし、施設長や介護リーダーからは、少ない限られた職員での介護には限界があり、集団処遇的な介助しかできないという言い訳が聞こえてきます。

これが言い訳であるのは、この集団処遇的な介護の在り方こそ、1人の職員が一定の時間内に一つの仕事しかできないという不合理に目をつぶっているからです。

ユニットケアの介護では、1人の職員が担当利用者のみの入浴介助に従事し、飲水の補助、口腔ケアを行うなど様々な関わりを持ちながら、ユニットのリビングでは、他のユニットの利用者の見守りを行えるという重層的な介護が可能になります。1人の職員が、多様な職務をこなせるのです。

また、利用者のニーズに寄り添いますから、時間軸からは自由なコミュニケーションの機会や時間を生み出すこともできるのです。

そもそも、昼食時間でも、なぜきっちりと12時に集まり、12時半には食事を終わらなければならないのか、そこに合理的な理由はありません。

朝遅かった利用者は、朝食の取り置きすらない場合があります。我々が日常生活において、前日夜更かししたら遅い朝食を摂ることもあります。食欲が進まず、昼を遅めにしたりして、ゆっくりと時間をかけることもあります。一般の人たちの生活と異なる時間軸による規制は、学生寮か刑務所のような不自由さを利用者に与えます。

これらの事実は、集団処遇的な介護の在り方は、明らかに施設本位の勝手な介護ということになります。利用者の個々のニーズや要望は封殺され、決められた時間での入浴を強制され、12時には無理やり昼食を摂らされるというような、個人の権利が十分に尊重されない介護は、個々の利用者とのコミュニケーションを重視して、丁寧な個別支援をしようとする良心的な介護職員の意欲を大幅に減退させています。

こうした介護が変わらない限り、意欲のある支援者が、徐々に潰されていくのは明らかです。

介護現場のマネジメントを行う施設長や現場の介護リーダーは、根本から発想を転換して、「とりあえず回る施設」から「うまく回る施設」づくりを意識していただきたいと思います。

そのためには、施設の業務のすべてを**「棚卸し」**して、すべてを見直す必要があります。

さらに、より重要なことは、一人ひとりの職員の能力や意欲、得意分野、性格などをしっかりと見直して、適正な人員配置計画を立てることです。

夜勤ができるできないのみを基準とするのではなく、経験や利用者との相性や、他の職員との連携能力などを真剣に考慮して、限られた人員であっても最高の組み合わせと配置を再考すべきです。

適材適所と言われます。自分に合った職務の遂行に当たっては、職員は、自己の力を最大限に発揮するものです。夜勤回数を月に6回も7回も割り当てられている職員がいたとしたら、施設長や介護リーダーは、自ら進んで夜勤を取り上げるくらいの気概を見せていただきたいと思います。

大切なことは、トップがどのような立ち位置を取るかです。個々の介護シーンのメリットとデメリットをしっかりと比較検討して、不適切なものは一掃する勇気を持った改革の意志を全職員に示すべきです。

例えば、入浴を特定の職員だけに担当させて、専門化している場合など、そのメリットとデメリットを丁寧に検討することは重要です。このような個々の担当者が自分の利用者と入浴で関わらない、集団的な入浴のマイナス面を真剣に考え、個別ケアの担当者による入浴に変えることの大きなメリットと比較、検討する勇気と行動力を持ってください。

施設長の立ち位置とは、一番に利用者の意思や希望、その利便性、快適性、そして個別の自立性などを優先した、利用者本位の施設介護の実現という点に集中すべきではないでしょうか。

「できない」という諦めから、「**どのようにすればできるのか**」という積極的な発想の転換こそが、これからの介護現場のマネジメントには重要なのです。

私は施設長とは現場の長であると考えています。施設長の関心は、利用者と現場で働く職員に注がれていなければならないと考えます。

個々の利用者のプロフィールから生活歴、病歴などを中心に基本的なアセスメントにも関わるべきだと考えています。ケア会議やアセスメントの検証会議などにも積極的に関わり、施設全体を俯瞰しながら、施設の運営の状況を日々把握する気概を持っていただきたいと思っています。

そして、何より、施設長は施設の利用者の基本的な人権と諸権利を守り、守らせ、利用者の生きがいと自己決定の重要性を自覚して、施設全体の運営理念を作り、利用者の生活の質を向上させる基本的な支援方針を自ら立案する重要な役割を果す必要があります。施設長は、きっぱりと時間軸に縛られた介護業務の組み立てを解体して、個々の利用者と介護職員のコミュニケーションの時間と機会を保証して、大胆な施設の業務改革を主導してください。

結局、施設が活性化して、利用者が生き生きと生活できるような人生の素晴らしいファイナルステージとして機能させるためには、施設長を中心とした介護現場のマネジメントがしっかりと確立される必要があります。そのような改革、改善の中で、ひそかに惰性的に続けられている悪しき「身体拘束」もきちんと一掃できると思います。

まとめ　**介護現場のマネジメントは、根本から発想を転換して、「とりあえず回る施設」から「うまく回る施設」づくりを意識する**

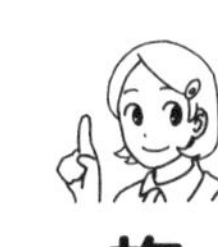

施設の「運営方針」が明確に示されているか

施設の運営には、言うまでもなく適切な運営指導力が必要です。前述したように、施設長は施設の介護方針、支援方針において中核的な役割を果たすべきだと述べました。

しかし、施設での業務指導は、いわゆる上からの一方的なトップダウン、いわば一方通行的な指導方針の打ち出し方では、きわめて不十分です。

また、現場が活性化するにはむしろ上からではなく、現場の第一線からの積極的な提案や実行能力が必ず必要になります。

現場で利用者と関わり、コミュニケーションを取っている第一線の介護職員の意見や提案というものは、何より貴重な財産です。それこそ、施設のノウハウといっても過言ではありません。

ここで重要なことは、まず、施設業務の運営方針が常に明確に示されていることです。その方針というものは、ごく抽象的な、標語のようなものであってはならないと思います。「利用者の人権を大切にしましょう」的な抽象的な方針では、現場での個々のシーンで何をどのようにしていいかわからなくなります。

できるならば、日々心掛けて実行する具体的なものが良いでしょう。

例えば、言葉遣いにおいて、きちんと「～さんづけで呼ぼう」とか「声かけを介護動作ごとにきちんとできていますか？」というような**具体的で自己点検しやすい内容が適切**だと思います。

また、現場で介護事故や服薬ミスが頻発しているようなときには、件数や事故の内容を具体的に紙に書いて貼り出すようなことも効果があるでしょう。

具体的な注意点や個々の目標が明確になれば、現場の職員は自信を持って介護を行うことができると思います。

施設長は、日々このような明確な目標を提示するとともに、「月間の方針の提示」を行うことも重要な役割と言えます。

それには、年間の施設としての「達成目標」と実現可能な「行動のスケジューリング」がきちんと打ち出されていなければなりません。

先の、時間軸に縛られた介護業務の在り方を、個々の利用者のニーズや意思の尊重を重要視した柔軟な介護業務の組み立てへの変更は、一朝一夕ではできません。

人員の配置の見直し、人材の補充、マニュアルの作成など数多くの課題を検討し、新たな方針、計画を作成する必要があるからです。

しかし、変えるのだという施設長の断固とした意志を表現して、提示することは何より重要な行動でもあります。

しかし、これらの意志決定には、施設長や現場の介護リーダーだけによる会議では決定できません。多くの現場の最前線で働く職員の意見を取り入れるためには、全体、フロア、ユニットなどの個々の職員の単位での活発な議論が必要になります。

時間軸に縛られた介護がなぜ不合理なのか、その原理、原則に及ぶ根本的な内容の議論が欠かせません。ここでは、トップダウンではなく、個々の職員たちの中に入り込み、膝を突き合わせた議論が大切になります。職員たちが、しっかりと決意をしていくプロセスとして、強い指導力が求められるところです。

まとめ

これからの介護現場のマネジメントに必要なのは、まずは「施設業務の運営方針を明確にする」こと！

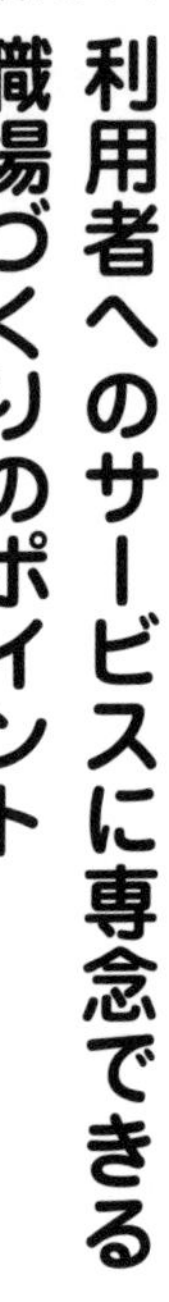

利用者へのサービスに専念できる職場づくりのポイント

施設長や介護リーダーが最も重要視していただきたいことは、現場の第一線を担う介護職員たちに、いかにして利用者へのサービスに専念できる環境を提供できるか、ということです。

社会福祉法人や規模の大きな民間企業が運営する介護施設では、職員の人事考課や年間の個人目標などの提出物、お仕着せの幹部面談など、日常の正規業務以外の提出物や負担を強いていることが、しばしばあります。

ある程度大きな組織ともなれば、組織の構成員である介護職員に、形式的な提出物や事例検討などの発表制作、年間個人目標の作成と提出などを強いており、何かあれば事務所に呼び出して提出させたり、指示を伝えたりという姿を見かけます。

年間個人目標の提出などは、もちろんその職員の成長を促し、実施させて評価を行い、その結果を昇給、賞与に反映させたいという人事上の重要事項と考えているのだと思います。むろん、個人が目標を持ち、努力する、その成果を評価するということについてなんら異論はありません。

しかし、これまで述べてきたように、高い離職率をなかなか変えられないという問題を抱えた現状の中で、このような個人の評価がいったいどれくらいの意味を持つのか、大いに疑問に感じます。こうした現状を放置したままの施設長に対して、良心的な介護職員が不信感を抱き、チームケアをさまたげる「介護ボス」がはびこる現状が放置されていて、何が個人目標なのでしょうか。

おそらく、「良い介護」職員は、本音で自己の個人目標など書いてはきません。「介護ボス」が一定の評価を得ていることに不信感を抱いているような状況で、施設長からの正当な評価など、はなから期待はしていないような気がします。

ましてや、介護の現場の共通的な目標を数値化して、「ヒヤリハット報告書」を月に何枚提出とか、何人を行事に参加をさせたかとか、研修に何回参加したかとか、単に数字を強制することは、営業のノルマと何ら変わるものはありません。

介護という仕事は、決して数字にはなじまないと思います。利用者との関わり、質の高い支援などの具体的なパフォーマンスは、決して数値化できません。形だけ数字を作ることは、さして困難ではありませんが、ノルマを強いることは、現場のモチベーションを著しく下げてしまいます。

自分たちが自主的に改善に取り組んだ、困難事例を克服できたなどの自主性を大切にした事例発表会ならば、相互に切磋琢磨の結果として大きな意義を持つと思います。

しかし、最初から年間での日程を決めて、なかば強制的に発表に取り組ませている施設も現にありますが、その中身は乏しく、微塵も苦労のあとを感じないものでした。

このような職員の自主性に基づかない余計な負担は、結局、職員が介護に集中することができなくなってしまいます。ただでさえ、人が足らない実感の中で仕事をしている介護職員にとっては、ひたすら煩わしい、マネジメントサイドの自己満足にしか見えないでしょう。まして、このような事柄が、いちいち昇給や賞与に反映されていれば、たまったものではありません。

良質なサービス提供と秩序ある落ち着いた介護を行うのは、文字通り介護職員たちであり、彼ら彼女らが、心から利用者に質の高い介護サービスを提供できるためには、その環境整備が何より不可欠なのです。

まとめ

「働きやすい仕事の環境を整える」というマネジメントの基礎を徹底する必要がある

介護職員のモチベーションを下げる仕事のムダを減らすコツ

介護職員の負担軽減を進める中で、まず、重要に思うのは「記録」についてです。介護職員は、夜勤明けに定時で帰宅できることが少ないものです。30分や1時間程度の残業をしていることはしばしば見受けられます。

夜勤者が早く帰れない原因は、記録業務にあります。

夜勤者は、夜勤帯に起きた利用者に関する観察記録、業務の実施記録を記入しています。全体の夜勤日誌には手書きで記入することが多いものです。測ったバイタルや利用者の特記事項などを手書きで詳細に記録しているものをよく見ます。

しかし、記録はそれだけでは終わらず、個々の利用者の個人のファイルに、それぞれの利用者の記録を転記していきます。

夜勤帯の主な業務が終了しても、離床介助は早ければ、5時台から始まるのです。そうなれば、個々の利用者の記録を転記している余裕はありません。

結局、個人の記録は残業ということになるのです。ここで、**問題なのは、記録をいちいち転記する作業です。転記の問題点は、転記ミスです。**

バイタルの数字などは、間違えば何か急変など起きたときに大変なことになります。しかも、転記作業には、第三者の点検が入りませんから、間違いはそのままということにもなってしまいます。

大切な課題は、介護の現場からいかにしてこのような〝**ダブルワーク**〟をなくすかという点にあります。

そのために、最近では介護ソフトとパソコンの使用や、より利便性を重視して、利用者のいる現場でもタブレットなどで入力する作業が行えるようにＩＣＴ（情報通信技術）を活用するところが増えているのです。

いったん入力すると、全体の夜勤日誌にも個人の記録に同時に入力ができれば、ダブルワークは一気に解消します。このように、可能な限り現場をペーパーレスにすることは、仕事のムダをなくすためには大変有効であるように思います。

介護の実務の都度、情報を入力できれば、夜勤者が残業する必要はなくなります。記録が紙媒体であるといちいち出力して印刷、ファイリングなど余計な作業を強いますから、これからは積極的なペーパーレスがムダな仕事をなくすポイントとなるでしょう。

働きやすい介護現場を作るためには、介護職員たちに利用者に専念できる環境をいかに整備するかということが重要なのです。

施設長・介護リーダーが、心掛けるべき第一は、何より介護職員の不要な負担を軽減することです。そこでは、介護という事業からは、１日きちんとした介護業務を行うこと、利用者に対して良質なサービス提供を行うことで初めて正当な介護報酬を得るものであるという、収益の原点を忘れてはなりません。

また、医療職との良好な連携によって、利用者の健康状態や異変に素早く気づける体制の構築は、早期発見・早期治療につなげることができ、不要な入院患者を減らして、安定した収益の確保を可能とするのです。

これらのことをしっかりと踏まえて、いかにして現場の介護職員に良質なサービス提供と円滑な業務の進行を保障するかを真剣に考えて、業務を組み立てるべきです。

また、施設長は、現場の様々な負担に敏感に応えていかなくてはなりません。介護職員が最良のパフォーマンスを実現するために、施設長はどのようなマネジメントをしていくべきかを、しっかりと自分の施設の課題をあぶりだし、改善に積極的に取り組むことを強くお勧めします。

さらに、施設に求められるのは、災害発生時など、非常時の指導力です。災害が発生したときに、いかにその被害を最小限に食い止め、利用者と職員を守る態勢を構築できるか、そのときにこそ施設長への信頼が試されるのだということを銘記してください。

利用者の急変が起きたときなど、施設長や介護リーダーのてきぱきした、それでいて断固とした指示には、どのような職員もきちんとついてくるものです。

さらに、現場のモチベーションを上げ、良質な介護職員を伸ばしていくためには、積極的な研修の活用をお勧めします。

研修は内部研修と外部研修がありますが、私は外部研修の積極的な活用が有効だと思います。施設の中で仕事をする介護職員にとって、外部や他の施設の職員と交じわり、経験で培った情報などを交換したりできる機会は乏しいものです。

外部研修でも、ケースワークができるような、他の施設の職員とともに活動できる機会は、貴重なものになります。

ケースワークなどをともにする中で、他の施設の介護のやり方、考え方などに触れることができて、意欲のある介護職員にとっては大いに触発され、啓発されるという、研修の内容以上の成果が期待できるかもしれません。

まとめ

介護現場のマネジメントで、心掛けるべきことは、何より介護職員の不要な負担を軽減すること

第4章

「人が辞めない」介護現場の魅力づくりのポイント

実践編

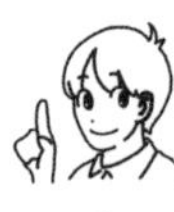

介護の質を決めるのは「利用者」の満足度

自分たちが提供するサービスの質が良いものであり、自信につながるものであれば、仕事に対する満足感は高いものになります。

では、介護の質とは何なのでしょうか？

介護の質とは、一言で言えば、**利用者の満足度**と言えるでしょう。ただ、要介護高齢者ですから、寝たきりで失語の方もいれば、重い認知症で自己を表現することのできない方もいます。はっきりと満足しているなどの意思表示が得られることは、実は少ないと思います。

その場合、重要なポイントとなることは、家族からの評価になります。

介護施設などに定期的に面会に訪れる家族は、ある意味で職員以上に本人を観察しているものです。本人との会話の中から、足のどこどこを壁にぶつけたとか、手をベッドの柵で打ち付けたとかがわかり、打ち身やささいな手足の傷も家族は知っていることが多いものです。

前回の面会のときにはなかった内出血などを発見して、「この内出血はどうしたのでしょうか？」というような疑問を職員にぶつけてくることもあります。

ほんの小さなことであっても、本人の状態の変化を、例えばほんの小さな傷ができたときにでも、こまめに家族に連絡を入れて報告する習慣は大切です。これぐらいなら連絡しなくてもいいだろうというような勝手な判断をせず、小さくても何か変化があれば、その都度、的確に家族に報告を入れることは、施設に対する信頼関係を築く大切なポイントです。

このようにどんなささいなことでも、具体的に家族に伝えるということは、実は、実際に行っている「介護の質」を家族にわかるように伝えることに他なりません。

次回、家族が訪問してこられたときには、実際に本人の状態を必ずと言ってよいほど確認されるので、「ああ、こんな小さな傷のことでも報告をくれたのだ」という納得につながり、しっかりと親を見てくれているという信頼感を生み出します。

ある意味では、これも〝介護の質〟なのです。施設本位の勝手な介護ではなく、利用者の立場に立った介護をしてくれているんだ、という事実に家族が触れることは、**満足度の大幅なアップ**につながります。

「質の高い介護」を提供できる職員がやっていること

それでは、介護の質とはいったいどのように規定されるのでしょうか。

実は、良質な介護職員は、必ず自分たちが提供している介護を常により良いものにして、利用者の生活が豊かになることを大きな目標にしています。

オムツを時間通りに変えられたらそれでよしとする施設の風潮からは一線を画して、

・どのようなオムツ交換ができたのか
・利用者が冷たいとか痛いというような不愉快な思いをしなかったか
・適切にオムツを組み合わせて、快適な状態の交換ができたのか

といった、**自分が行った介護の振り返りをきちんとしながら業務に取り組んでいるものです。そして悪かった所は改善して次の介護に活かすということを自ら行っています。**

いわば、介護の質に敏感で、より快適で、より適切な介護になるように常に追求している職員が〝質の高い介護〟を提供できるのです。では、このような良質な介護職員をどのように見出して、どのようにその能力を発揮させればよいのでしょうか。

人員配置を決定する基準とは

それには、まず人員配置を決定する基準がどうなのかをチェックする必要があります。おそらく、どこの施設でも、資格の有無、経験年数、男女別と年齢などが主要な基準となっているでしょう。さらに、介護の難易度に応じて、フロアやユニットに対する配置人数も決めていると思います。

しかし、これらの要素だけでは、良い人員配置の決定ができるとは思いません。そこには介護の質を決定する、次のように主要な要素が含まれていないからです。

①職員の能力の分析と把握

その主要な要素とは、**第一に、個々の職員が持っている能力の分析と把握**です。

新卒ならば、新人研修の期間を通して、複数の先輩が、実務を共にすることで新人職員の能力を把握できます。しかし、中途採用の場合は、現場のニーズがひっ迫しているといった状況もあるため、面接の印象と取得資格と実務経験が有る無し程度で決めてしまいがちです。だから、能力の評価ができていないのです。

ところが、介護の質に重大な要素となるものは、資格の有無でも経験でもなく、この能力の評価にあります。なぜならば、**いくら人数が揃っていても、能力の低い集団では、限られた人数の利用者の把握やケアすら不可能だから**です。能力の高い職員は、同時に複数の業務をこなしたり、利用者の的確な観察をしたりということが自然と身についており、落ち着いた整然とした介護現場を作り出すことができます。

認知症の利用者が複数おられるフロアで、要領が悪く、能力的に課題のある職員がバタバタ走り回るような環境では、認知症の利用者は落ち着かず、うろうろしたり、ソワソワしたりと、まとまりのない現場となってしまいます。

ところが、能力の高い職員は、てきぱきと段取り良く落ち着いて仕事に取り組めていますから、その職員が座れば、認知症の利用者たちも落ち着いて座り、職員の視野の中で、うまく利用者を把握しながら様々な職務の遂行ができていることがあるものです。

したがって、どんなに現場がひっ迫していようとも、採用した職員、配置した職員の能力評価を、丁寧に粘り強く追及し、素早い対応を心がけて欲しいものです。

②職員の適性の判断

第二には、**職員の適性の判断**です。職員の適性というものは、いわゆる適正テストの類で把握するものではなく、これまでの現場経験の内容と持っている性格（せっかちとか落ち着いているとか決断力があるかなど）、自分が得意だと申告する業務、取り組んできた利用者のタイプなどを総合的に把握、判断していきます。

できれば、試用期間の間に、指導担当者に評価シートを持たせて観察させ、短期間で判断したいものです。

注目するべきポイントは、リーダーシップです。ここでいうリーダーシップとは、周りの職員を束ねて引っ張っていくというような組織で発揮するものではありません。**ある意味で積極性と言えるかもしれませんが、取り組み姿勢や他の職員への働きかけ、協働した仕事での貢献の仕方の適切さなどを言います。**また、新たな知識への興味の持ち方や積極性なども含まれます。

③職員の職務に対する意欲

第三には、**職務に対する意欲**です。いや、職務だけではなく、生活も含めてよいでしょう。意欲の表現の仕方は、個々人で違います。積極的に態度に現わせる人もいれば、内面に秘めているような人もいます。

表現の仕方ではなく、具体的な行動の中で、意欲の程度を判断します。例えば、手書きの記録や報告書で、文字のうまい下手ではなく、「丁寧な字で最後まできちんと書きされているか」などに意欲が現れてくるのです。

意欲のある人は、適度に緊張感を維持しているからです。殴り書きのような字で、文末などに丁寧な気配りのできないような散漫さでは、真剣な業務の意欲を見出せません。

現場の業務での立ち位置や声かけなどにも意欲が出ます。利用者と〝いつでも関われる位置〟、ニーズには〝すぐにでも対応できる位置〟に立てているかも大切です。

また、普段の声は小さくても利用者への声かけの声は鮮明でゆっくりと、目線は利用者の目を見ているなども、取り組み姿勢が鮮明に現われています。

介護の質を決めてくる重要な要素は、以上の3点を的確に把握、判断した上での介護マネジメントの采配にあります。

人が人に直接提供するサービスが介護ですから、介護の質は人材の配置とパフォーマンスが最大限に発揮されているかで決まるのです。様々な職員の経験と能力がうまく組み合わされ、機能すること、ベテランで有能な職員だけでもバランスは良くありません。フレッシュな新人の初々しい介護も現場に息吹を与えますし、これらの様々な能力と個性がうまくミックスされて機能するところに、良質な介護が育つように思います。

まとめ

介護の質は人材の配置とパフォーマンスが最大限に発揮されているかで決まる

介護の質を決めるものとは

施設における職員の人数、

資格、

経験年数

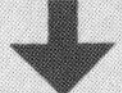

これだけではない

・職員の能力

・適性

・意欲

が発揮されてはじめて介護の質を高めることができる

介護現場の魅力づくりではしっかりしたアセスメントは最重要事項

介護現場の「魅力づくり」において、最も重要な意義を持つものは、利用者に関するしっかりとしてアセスメントができていることです。意欲のある職員というものは、質の高い介護を常にめざしていますから、そのためには徹底したアセスメントの存在が不可欠なのです。

案外、多くの介護施設では、このアセスメントが形骸化しており、中身の乏しいものである印象を受けます。とりわけ、特養などは、入居までに、老健や様々なショートステイ、病院などを転々としてくる利用者が多いですから、その都度重要な病歴や個人の貴重な情報が欠落していることが多いものです。

かつて私が勤務していた特養では、ある男性の利用者がデイホールで突然倒れ、救急搬送して一命をとりとめたというケースがありました。私たちは脳梗塞の既往があり脳梗塞を最初に疑いましたが、搬送して検査を受けた結果、心筋梗塞だと判明しました。それも急な発症ではなく長年の既往がありとのことで、驚いたものです。

入居前に入手した診療情報提供書においては完全に、心疾患ありとの記述が欠落していたのです。

できれば、入居に当たってのアセスメントにおいては、徹底した「さかのぼり」を心がけていただきたいと思います。入居前に病院、施設を転々としていて、在宅から直接特養などに入居してくるケースは案外少ないものです。

だから、家族が本人の病歴や生活歴について記憶しているのは、案外ずっと以前の在宅時代のことだということもしばしばあります。直近の病院などでは、疾患の治療が目的ですから生活歴などの情報は乏しく、「さかのぼり」が絶対に重要になります。

特に、認知症のある利用者においては、その人らしい生活を施設において再現していくためには、過去の趣味や嗜好から職歴、生活ぶり、老後の希望にいたるまで、徹底して情報を収集する必要があります。収集できれば、情報を整理して、その利用者が、もし認知症がなければどのような生活が送りたいか、現場でチームを組んで生活を描いたアセスメントを構築する必要があるのです。

ともすれば、特養をはじめ介護施設のアセスメントは、要介護認定調査のようなＡＤＬ主義に満ちたアセスメントでは、生活を支援するという具体性は出てきません。ＡＤＬの把握は、支援計画を組み立てるに当たっては骨格を成すものですが、ＡＤＬの状態だけではその利用者の生活の様子は見えてきません。

趣味嗜好や好みなどその利用者の人格や性格、特徴を現わす事柄は、「さかのぼり」によってしか得られません。

介護施設や在宅は、生活の場そのものですから、アセスメントは生活の支援に役に立つものであることが重要なのです。アセスメントを見て、その利用者への支援の具体的な像が見えてくるものであるためには、生活歴、職歴の詳細な記述は欠かすことはできないのです。

重い認知症の方では、しばしば意識がかっての仕事場での自分にあったり、一家の大黒柱として家族を守るような言動を取られたりすることがあります。また、職歴を追求している中で、その人物像が見えてくることもよくあります。厳格で堅実な職務態度や仕事ぶりが垣間見え言動も、きちんとしたアセスメントがなければ、意味不明の独り言にしか聞こえないこともままあるのです。

アセスメントの作成においては、介護チームの全員が参加することがポイントです。できれば、一人ひとりの職員が役割分担してアセスメント作成に参加することによって、チームケアの具体的な実態が形成されるのを促進します。たとえ認知症であっても、しっかりしたアセスメントがあれば、利用者にとって日常生活が充実したものにできるのです。

まとめ

アセスメントにはチーム全員が参加することで、一人ひとりの職員が分担するべきケアがより具体的なものになる

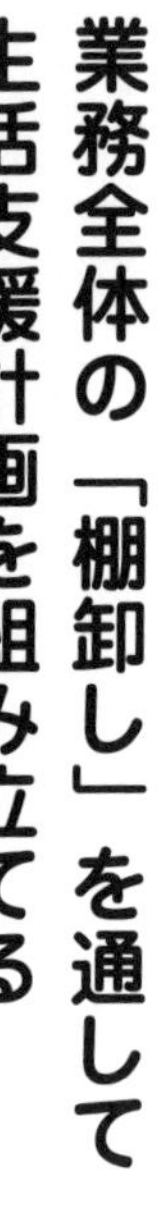

業務全体の「棚卸し」を通して生活支援計画を組み立てる

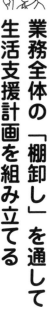

介護マネジメントの指導の視点で重要なポイントは、日常の介護業務を時間軸に基づいて順調に進行させることにはありません。

大切なのは、個々の利用者の生活の質をどうやったら高めることができるのか、というこだわりを持つことにあります。

生活の質を保証するものとは、介護のいろいろな局面において、その利用者のニーズが的確に反映させせられていることです。

個別支援計画を作成するに当たっては、今一度、食事、入浴、排泄の三大介護だけではなく、移乗動作や整容、移動など生活を形成するあらゆるシーンの見直しを行う必要があります。

繰り返しますが、施設や在宅は、生活の場であり、個々のシーンでの利用者個人の意思と生活感が、具体的な支援の中に表現されていることが重要なのです。

個別支援計画において、どれだけ利用者本人の意向や志向が反映されているのか、認知症があれ寝たきりで失語であれ、チーム全員で作成、確認するという動作がきわめて大切な動作だと言えます。

それは介護チーム全員が共有すべきだからです。

そのために、まず日常の支援業務全体の個々の「棚卸し」することをお勧めします。

例えば、食事介助においても、利用者の好みや食事での癖や特徴が捉えられていれば、介助の最初の一匙は何から入るべきかとか、声かけの仕方やタイミングなどを上手にはかれるなど、デリカシーに富んだ介助にすることができるのです。

機械的で、介助する側の都合を優先した食事介助では、利用者は決して食事を楽しむことにはなりません。

このように、チーム全員の討議の中で、介護業務全体の「棚卸し」を行うことは、生活の質の細やかな充実をもたらしてくれるのです。

これらの討議の中では、施設長は、**決してトップダウンの指導をしてはいけません。**

このような場では、介護の第一線で、具体的な介護、介助を行っている職員の意見や提案が最重要視されるべきです。

介護において最も大切な要素は、利用者とのコミュニケーションです。

介護者の支援は、すべてコミュニケーションに基づいています。

利用者本位の介護を常に心がけている職員は、個々の介護、介助は、利用者との良好なコミュニケーションによって成り立っていることを一番よく実感していると思います。

朝の離床介助において、朝一番の爽やかな挨拶と声かけを行い、利用者の癖や状態をしっかり把握できた、信頼できる職員によるきめ細やかな離床介助は、利用者の一日を充実したものにすることもできるのです。

現場の第一線の意見と創意工夫をうまく引き出せてこそ、介護マネジメントがきちんと機能していると言えるのです。

まとめ

介護マネジメントが機能するためには、現場の意見と工夫を引き出すことが大切

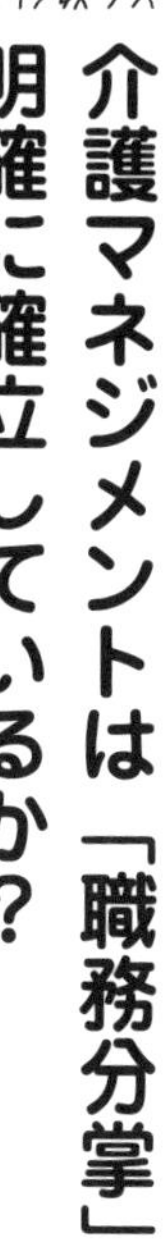

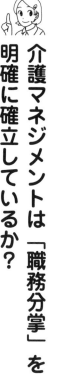

介護マネジメントは「職務分掌」を明確に確立しているか？

言うまでもなく、介護現場は組織で成り立っています。在宅における訪問介護は、個人での活動ですが、それさえも組織の中で活動しているのです。

組織を動かしているものは、個人の思惑なのではなく、組織を貫く組織の規範、規則と「職務分掌」と「職責」、「役割分担」なのです。

私が知る介護施設には、驚くべきことに、何より重要で職員の職務遂行には不可欠である**「職務分掌規程」**がないところがありました。

「職務分掌規程」とは、介護を実施していく施設や在宅介護の組織において、**職位や役割を明示して、それぞれの業務内容と責任の範囲、判断してよい権限などを明確に規定したものです。**

また、とりわけ、責任の範囲と重さを規定して、誰がどこまでの判断をしていいのか、誰がどのように責任を取っていくのかを明確にします。

どの役職や役割がどのような業務に職責を負うかが明確に規定されていなければ、自分の職務内容がわかりません。誰がこの業務をするのか、その結果の責任は誰に属するのかなどが、明示されていなければ現場は混乱します。

施設においては、施設長の職務内容と権限がきちんと規定されていなければ、責任者としての存在意義がありません。

また、最高責任者だという合意だけでは、施設長は重大事故でも起こった際には、たまったものではありません。指示、命令もしていないこと、業務を付託してもいないことでは、責任の取りようがないからです。


よく介護施設などで、重大な事故が発生したときに、マスコミ報道のやり玉に挙がっている施設長のインタビューを見ることがありますが、現場を把握していないために、話す内容が混乱している様が見て取れることがあります。

きちんとした「職務分掌」が機能していないのを痛感させられます。例えば、利用者が急変したときなど、現場で対応している介護職員や看護師から、救急搬送などの一報が施設長にきちんと入るでしょうか。

私が知る施設では、現場が現場の判断で、施設長に一報を入れることなく、勝手に搬送を決めているようなところもあります。

そこでは、やはり施設長の「職務分掌」が規定されていませんでした。しかし、施設長は、公的に利用者の入退所の決定権を持っているものです。

救急搬送という利用者が施設外に出ることや移動は、施設長の権限によって決められるべきものなのです。

搬送が適切だったのかどうか、後に問われることもあり、その際、施設長を通していなかったでは社会では通用しません。このような介護施設や在宅の組織も実は数多く存在しています。

施設長のような上部組織のあり様ですらきちんと規定されていないところでは、一般の介護職員の職務内容の規定などまったく整備されていないのは言うまでもありません。

しかし、実際に利用者の身体に触れて、生命の安全を預かる介護職の仕事に、責任と権限が明示されていないことは大いに問題です。

生命や安全に関わる第一線での権限が明確にされていなければ、体調が急変したり、事故が起きたときに現場は混乱します。

誰の判断でどこまでのことが許されるのか、さらには誰が責任を引き受けて解決するのか、これらが明確に規定されていない介護現場では、なれ合いと無責任がはびこり、意欲ある介護職員のモチベーションを下げてしまうのは、言うまでもありません。

まとめ

誰の判断でどこまで許されるか、誰が責任を取るのかを曖昧にすると無責任がはびこり、介護現場の職員のモチベーションを下げてしまうことになる

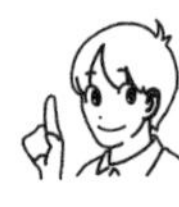

ＩＣＴの活用とその重要性に注目しよう！

介護現場が、その魅力を喪失している原因の一つに、相も変らぬ旧態然とした「３Ｋ職場」的実態があります。

介護職員に特有の職業病である「腰痛」。防止ベルトや移乗動作の訓練など、対策が講じられているようで、あまり実効性がありません。

腰痛は、無理な負荷を腰椎にかけることで、ひどければ「椎間板ヘルニア」などを引き起こします。繰り返し発症することもしばしばで、ひどい場合は手術になることもあります。悪化して手術をしたけれど、介護の職場への復帰を断念したような最悪のケースも経験しました。

最近では、「ノーリフト宣言」ということで、直接的で身体を密着させるような移乗動作を廃止して、介護者に無理な負担をかけない介助の在り方が、注目されるようになりました。

スライディングボードなどを使用して、離床動作をスムーズに行い、移乗動作の負担を最小限にする取り組みです。

それだけではなく、ＩＣＴ化に注目して、移乗リフトを導入する、排泄支援ツールを使用する、介護ロボットを使用するなどＩＣＴを活用した試みも広がってきました。

移乗リフトは、ずいぶん以前から存在して、私も特養の施設長をしていた頃、導入した経験があります。当時は、まだ介護保険導入からそれほど年数も経過していなくて、集団処遇がまだ大勢を占めていましたから、時間軸の中で集団的な介護を実施するような介護業務の在り方だったので、ひたすら職員は全体の介護の流れに遅れまいとするせわしい業務実態だったものです。

そのような業務実態の中では、移乗リフトの使用は、シートを広げて用意したり、リフトに吊り下げて車イスに電動で移動させたりと、結構手間と時間がかかり、全体の業務の流れに追いつかないという理由で、介護職員たちは使用を敬遠してしまいました。

それよりも、利用者と身体を密着させて移乗介助するほうが、利用者との触れ合いもあり、手っ取り早いという考えが主流を占めていたものです。

しかし、時代の流れは変わり、介護職員の健康と安全が優先される考え方が普及して、移乗リフトの使用は当然という流れに変わってきました。

また、介護現場も従来型特養の集団処遇から、ユニットケア型の特養が一般化したこともあって、個別ケアの考え方がずいぶん普及して、すべての介護施設で業務の在り方の見直しが進みました。

利用者の離床や見守りロボットなども、その有用性が評価され、導入しているところも増えましたし、介護リフトの使用をそもそもの前提として、居室の天井にリフトの走行レールを取り付けている施設も増えてきています。

また、応募してくる新卒の学生なども、見学に来て、そのようなＩＣＴ化に積極的な施設かどうかも、しっかりと〝チェック項目〟に入るようになりました。

最近はユニットケアが主流を成していますから、従来型でも介護業務の在り方を、集団処遇から個別ケアに切り替える施設も増加してきています。そのために、フロアの20人、30人という利用者を当日の担当者数名でランダムに対応するという、集団処遇的な発想を辞め、ユニット化を進めて個別ケアを導入するところも出てきています。

介護職員に手間と時間を取らせる記録の作成業務も、移動できるノート型パソコンを導入して、介護現場の中に持ち込み、その都度入力して記録することも普及してきました。介護ソフトもそのような業務の変化に対応してきています。

さらには、職員にタブレットの端末を持たせて、居室でバイタルを測定したら、すぐにその場で数値を入力するなどのＩＣＴ導入を積極的に行うところもあります。

ユニットケアでは、ユニットごとに介護職員が少数で分散しますから、緊急時やユニットを離れて業務に従事する必要が生じたときに、インカムを利用して応援や代理者を呼ぶような臨機応変に対応できるシステムを採用することも広がり始めました。

ある意味で、ＩＣＴ化は介護現場を劇的に変える要素を持っています。特にノートパソコンやタブレットの使用は、記録業務を楽にしてダブルワークをなくすことに有効ですので積極的に検討する必要があると思います。

また、電子機器による情報管理は、紙媒体と違って、個人情報の厳格な管理を容易にします。しばしば、紙媒体による情報管理は、情報が散逸する、紛失するなどの問題を引き起こしますから、電子化は、セキュリティのかけ方ひとつで、情報管理の徹底を実現できます。

しかし、介護現場での移乗リフトの導入や記録の電子化は、職員の側で抵抗があるものです。リフトの使用は、直接身体介護で実行するより、明らかに手間と時間がかかり、職員が忙しく走り回る現在の現場では、なかなか積極的に利用しようとしないものです。

また、介護職員の特徴として、パソコンが苦手な者もまだ多いですから、入力して記録することへの抵抗もあるかと思います。

そこでは、介護マネジメントは、それらの現場の戸惑いなどに躊躇してはならないのです。施設長は、断固導入すると宣言して踏み切ってください。そのうち、介護リフトの手間などは当たり前の介護動作となってしまいます。

まとめ

介護業務の合理化は避けては通れない問題、決断すべきときは断固として進める意思が大切

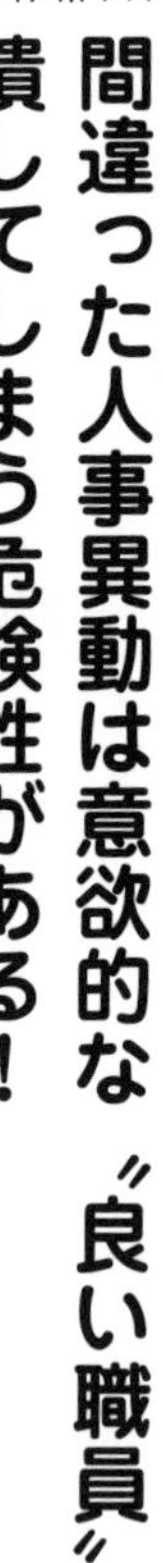

間違った人事異動は意欲的な〝良い職員〟を潰してしまう危険性がある！

介護現場は、施設でも在宅でも、職員の持つ能力や利用者との相性の発揮の仕方など条件で、変化をしてきます。

施設介護においては、介護リーダーの資質やリーダーシップの発揮の仕方などの条件によって、また利用者の組み合わせなどによって、フロアやユニットでは様々な差異が生じるものです。

うまく回っているフロアやユニットもあれば、利用者との関係性がぎくしゃくしたり、事故がなぜか頻発したりするようなフロアやユニットも出てきたりするものです。施設長は、そのようなギャップに頭を痛めています。

施設長から見て、あるフロアにはなぜか動きの良い優秀な職員が固まっているとか、在宅のホームヘルパーなどでは、何人もの利用者をてきぱきコントロールして円滑なサービス提供ができているヘルパーがいるかと思えば、一軒でも手を焼いているヘルパーもいるというような、人材に関わる悩みに見舞われることが結構あるものです。

そこで、どこの施設長も考えることは、人事異動です。

利用者との適切な距離感を維持して、利用者本位の介護実践を行える優れた介護職員は、属しているフロアやユニット、チームの中で理想的なリーダーシップを発揮しています。
その職員のパフォーマンスが、良質な介護の提供につながっているとわかれば、現場の動きがいま一つで、職員間がぎくしゃくしているような現場に投入したくなるのは無理もありません。そのような職員をリーダーとして抜擢して、〝うまく回っていない〟不振なフロアやユニットに異動をさせたいと考えるでしょう。

しかし、〝良い職員〟を辞めさせたくないならば、そのような人事異動は絶対に失敗するものだということを、あえて言っておきます。

現場がうまく回っている原動力は、そのような職員の働きに負っていることは、まず間違いありません。

ここで、考えていただきたいのは、介護業務の特性です。

介護で最も重要な要素は、コミュニケーションにあると言ってきました。現場がうまく回っているということは、このコミュニケーションが良好に維持され、利用者間が円滑に動いているということです。

〝良い職員〟はこのコミュニケーションをうまく働かせて、ある意味ではフロアやユニットなどを良好なコミュニティに導いているのです。その場合、その職員はすでに良好なコミュニティの一員となっているのです。

ここに介護現場の特性があるのです。

職員自身は、すでに自分はこのコミュニティには「なくてはならない存在だ」と自覚していますし、十分にやりがいと自信を持てるようになっています。

その優秀さに着目して、不振を極めている現場を改善して欲しい、強いリーダーシップを発揮して欲しいと施設長や介護リーダーが望むのは当然だと言えます。

しかし、ここに大きな落とし穴があります。

私は、かつてユニット型特養の立ち上げ責任者を経験しましたが、多くのユニットを抱え、また配置した職員も立ち上げ時ですから、職員の能力評価なども十分にできていません。

当然のように、日にちが経過するに従って、ユニットの状態にばらつきが生じてきます。そのような中で、利用者の事故防止にも動きが的確で、食事なども和やかに利用者を馴染ませている、優秀な女性介護職員がいました。

彼女は、過去に施設の立ち上げも経験しており、経験値や技能には申し分がないものでした。ユニットはうまく回ってすでに安定感をもたらして、彼女のリーダーシップによって他の新人を含む介護職員の動きも良好でした。

そこで、事故が頻発して利用者と職員の関係性もぎくしゃくし、到底うまく回っているとは言えない、フロアの違う別のユニットへ、彼女をユニットリーダーに抜擢し、ユニットの立て直しを図ってもらおうと人事異動を計画したのです。

一般職員からユニットリーダーへの昇格、昇給ですから、本人も納得できるものであり、介護マネジメントサイドの期待をしっかりと伝えれば、喜んで異動に同意してくれるものだと考えていました。

そして、本人を呼んで、事情を説明して、施設長や介護リーダーも期待している旨をしっかりと伝えました。ところが、彼女の返事は意外なものでした。

「私は、今のユニットに不要な人間ということなのですね」

「その程度の評価だということですね」

これを聞いて、私は二の句が継げませんでした。

リーダーへの抜擢とマネジメントの期待を込めているのだから、本人は喜んで応じるものだと勝手に決めていたのです。

結局、その異動は実現せず、さらには2週間ほどして、退職願を提出してきたのです。

施設長が勝手に、有能な職員はどこにいっても能力を発揮するものだという偏見を持ち、せっかく彼女自身が築いてきた良好なコミュニティを壊そうとしていたに違いありませんでした。

優秀な職員ほど、利用者との距離やコミュニケーションを適切に保ち、誰かが取って代わられないほどの、良好な実態を介護の現場に築いていることに気づかされた事件でした。

したがって、介護職員の人事異動は、私の経験ではほとんど成功しません。勤務態度も悪く、スキルの向上が見られない、上司ともうまくいっていないからと言って、問題のある職員を異動によって立て直しさせようと図っても、たいていうまくいかないばかりか、辞めてしまうのがオチです。

介護現場の実態を作り、介護現場を支えているのは、介護職員そのものなのです。介護が、人が人に対して直接サービスを提供する仕事である限り、優秀な職員ほど現状を変えられることを嫌います。自分の築いてきたユニットは、その職員の生きがいであり、誇りなのです。

このことを理解せず、安易な人事異動を行うことは、絶対に厳禁であることを銘記してください。

まとめ

優秀な介護職員ほど現状を変えられることを嫌うという現実を知っておこう

〝介護人材〟を本気で育てるという視点がないといつまでたっても現場は回らない!!

施設長や介護リーダーといった介護マネジメントを行う者が、

「人材こそ最高で最大の介護ノウハウだ」

と自覚することが、「人が辞めない」職場を作る早道です。

これまで、何度も〝良い介護職員〟が辞めることは、利用者に関する重要な情報や知識が喪失することであり、介護ノウハウが消えていくことだと強調してきました。

1人の職員が辞めることは、人員がマイナス1になることではなく、利用者の重要情報が何人分も一気に消失してしまうことに他ならないことも述べてきました。

結局、施設長や介護リーダーが、この事実をどれくらいしっかりと理解できているかによって、現場をきちんと運営できるかどうかが決まってくるといっても過言ではありません。

そもそも、「介護人材」とはどういうものなのでしょうか?

私は、多くの施設長や介護現場の長と接してきて、「介護人材」に対する驚くほどの無関心と無理解を感じています。

前述した通り、「介護人材」が辞めることは、介護現場にとって利用者に関する重要な情報や介護ノウハウが喪失することを強調してきました。

しかし、現実の介護マネジメントでは、「介護人材」を人材として理解、尊重をする気概を欠き、単に人材を〝人手〟として数合わせの問題としてしか捉えていないのです。「人手が足らない」という嘆きの言葉は、どこでも、何度でも聞きますが、「人材が足らない」とは聞こえてこないのです。

介護現場の人数合わせ、数合わせさえできれば、あたかも介護現場がうまく回るような錯覚が、介護マネジメントをする者たちを支配しているとしか思えません。

人手が足らなくなれば、安易に人材紹介会社を頼り、とりあえずの数合わせに奔走する施設や事業所が多い、というのが実感です。

「介護人材」と「人手」との、大きな、決定的な違いは、「人手」はどこまで行っても1人は1人に過ぎませんが、「介護人材」は1人が、2人、3人にもなる、それだけの働きを成し得る存在だということなのです。

私が、指導を依頼されて、介護現場が円滑に回るように動いたある特養があります。「人が足らないから、夜勤をはじめ業務がうまく回らない」ということだったので、人員の内容をチェックしました。

不思議なことに、各ユニットに配置している人員数はうまく回らないと嘆くほど、量的な不足はなかったのです。

そこで、施設長や介護課長などの介護マネジメントのメンバーを集め、介護職員の分析表を作成させたのです。

名簿形式で、評価項目には、協調性、積極性などの通り一遍の評価項目に加えて、介護技術の成熟度、コミュニケーション能力などを入れ込み、各項目5点満点で評価させました。合格点は60％の得点として集計をしてみると、驚くべき結果が出たのです。

標準的な1人の能力を1・0としたのですが、全職員の平均値はなんと0・65でしかありませんでした。

要するに、人員は確かに1名ですが、その発揮する能力は、0・65人分の力しかなかったのです。

さらに驚いたのですが、現場のユニットリーダーでは、複数名が、評価が1・0にも満たない事実も判明しました。

標準的な技能すら持たないリーダーが、現場指揮を執っていたのですから、現場がうまく回るはずはなかったのです。


この分析結果には多くの示唆が含まれています。

施設長は、常に現場に配置する頭数にしか関心がなく、新しい職員が入ってきて配置しても、現場からは「まだ人が足らない」という声しか聞こえない、最悪の循環に陥っていました。

職員に話を聞き取りしても、デイホールを任せても「1人の職員が1人の利用者しか見られない」といった深刻な事態に陥っていることがわかってきました。

実に、この施設では、「人員」はいても、「介護人材」が少しも育っていなかったのです。

施設長や介護リーダーは、まったく人材育成計画を持たずに、成り行きまかせで、その場しのぎの運営しかできなかったというわけです。

介護人材を育てるという視点を明確に持ち、一人ひとりの介護職員に関する育成計画、将来計画を施設として持たなければ、結局、「人手が足らない」という大合唱に打ち勝つことはできません。

「介護人材」を育てる観点で重要なことは、

- **第一に、自分の力で判断する能力を育てること**
- **第二に、先を読んで広い視野で行動できること**
- **第三に、豊かなコミュニケーション能力を備え、利用者との人間関係の構築がうまくできること**

ではないでしょうか。

もちろん、利用者を1人の人間として尊重して、自己決定がうまくできるよう支援できる適切な人権感覚を持つのは当然のことです。

私は、人材の育成の課題にも関わってきましたが、ここであえて言いたいことは、介護現場には人事考課はなじまないのではないかということです。

介護における人事考課は、営業職のように売り上げ実績や獲得顧客数など数字で評価ができません。

せいぜい、研修に何回参加できたかとか、提出物がきちんと出せてきたかとかいうような、現場でのパフォーマンスとは関係の薄い事項しかありません。

ですから、どうしても人事考課は、考課者の主観に頼る〝情意考課〟になってしまうのです。

介護現場の評価は、前述したように、利用者の満足度で測るべきですし、個人のパフォーマンスだけで満足度を高めることはできません。そこでは、チームケアがしっかりと機能してこそなのです。

チームで達成していく仕事に、あえて個人の人事考課は必要でしょうか。

もちろん、優れた個人のパフォーマンスには評価を与え、人材の成長度をチェックすることは必要です。

しかし、数字で測るのと同様な介護職員のランク分けや点数評価は、結局、良質な介護職員たちのモチベーションの向上には、役には立たないように思えるのです。

施設長や介護リーダーに必要なのは、介護人材を施設や事業所の介護ノウハウそのものとして捉え、その喪失を恐れ、大切に育てることではないでしょうか。そして、そのような環境を提供することに重大な関心を持つこと、一人ひとりの自主性と創意工夫には素早い反応を見せて、力強く背中を押せる公平、公正なマネジメントの姿勢を取り続けること、ここに「人を辞めさせない」現場作りの重大な核心があるように思えてなりません。

まとめ

介護人材を育てるという視点を明確に持ち、一人ひとりの介護職員に関する育成計画、将来計画を施設長なり介護リーダーが持たなければ「人手不足」の悪循環から逃れることはできない

第5章
「人が辞めて回らなくなる」介護現場崩壊の危機から守るためにするべきこと

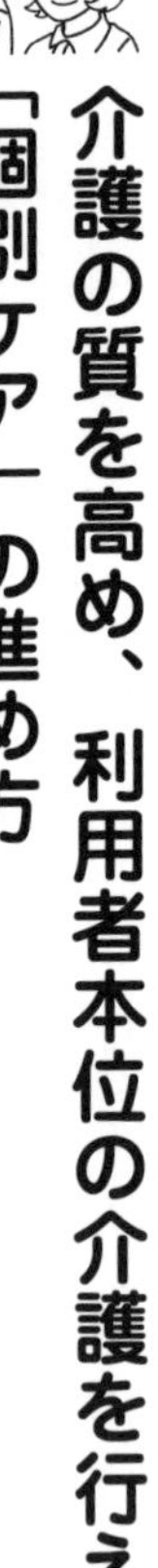

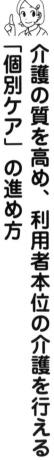

介護の質を高め、利用者本位の介護を行える「個別ケア」の進め方

多くの介護現場は、施設や在宅を問わず、相も変わらず施設本位・職員本位の介護を行っています。利用者の意思や希望を尊重するのではなく、**どうすれば自分たちの現場がうまく回るかにしか関心が集中していません。**

そのため人材を頭数でしか捉えず、人数さえそろえれば、現場はうまく回るかのような安易な考え方に陥っているのです。

しかし、実際に介護現場がうまく回るということは、利用者との円滑なコミュニケーションが成立して、利用者との関わりが濃密に機能し、円滑に良質な介護の提供ができていることなのです。

そのために、最も重要で不可欠な考え方は、「**個別ケア**」を徹底するということに尽きます。個別ケアとは、１人の職員が担当する１人の利用者と介護の様々なシーンを共有して、生活を共にすることです。

この個別ケアでは、入浴も自分が担当する利用者のみの入浴介助に従事するだけで、集団処遇のように当日の入浴担当者が何人もの利用者の入浴を担当するのではありません。ユニットケアなど最近の入浴設備は、大浴場方式から、個浴に転換してきました。

中には、ヒノキ風呂など意趣を凝らしたところもあります。個別の利用者とのコミュニケーションを楽しみながら、ゆったりと入浴を提供することは、利用者にとって、生活の質が向上することに他なりません。

このような個別ケアは、一見、一対一対応ですから非効率に見えるかもしれません。また、人員が不足している介護現場では、このような「余裕」を生み出すことが困難に感じるかもしれません。

しかし、この個別ケアは、実は一人の職員が限られた時間の中で、入浴介助、整容介助、移乗介助など様々な介護を一貫して行うことができるのです。入浴介助も担当する数名のみに過ぎませんから、職員の介護負担も大幅に軽減することができます。

利用者に安心感を与え、落ち着いて介護の様々なシーンを共にするわけですから、介護の質は大きく上がります。

ここで、大事になることは、個別ケアと表裏を成すチームケアの重要性です。チームケアと集団処遇による介護とは根本的に異なります。

集団処遇は、大人数の利用者に対して、ある意味ランダムに介護職員が対応するので、個々の利用者の状態把握やコミュニケーションの密度に大いに問題があります。

これに対して、チームケアは、担当者が日々交代していても、その利用者にとって必要なケアの内容や介助の在り方が一貫して継承されていることに重要な意義が存在します。

また、ユニットにおいて、ある担当者が入浴介助でユニットを離れていても、連携する他の職員が他の利用者の見守りやコール対応を行いますから、インカムなどを使ったこまめな連絡などのコミュニケーションによって、介護の継承性や質の維持が可能になります。チームケアとは、介護の基本的な支援計画に基づいて、関わる全職員が同質のケアを維持するチームプレーですから、人によってやり方や対応の仕方が異なるような、集団処遇とはまったく異なるものです。

個別ケアは、介護職員が1日の間にユニットの数名の利用者に関わるケアの在り方ですので、利用者が静養で休まれている時間帯やデイホールでゆっくりとテレビなどを鑑賞されている時間には、ゆっくりと見守りをしながら、備品の補充をする、オムツなどの整理をすることに時間を割くこともできます。

すべてのケアの規模が小さく、大掛かりな集団処遇のやり方と比べても、時間や労力のムダが極めて少なくなります。

当然ながら、介護職員にとっては、特定の利用者との関わり方が自然と濃密になり、丁寧で、利用者本位のケアが実施できています。

オムツ交換やトイレ誘導なども、このような一連の利用者の動きの把握の中で行われますから、細やかな利用者の体調把握も可能になり、排泄のタイミングなども計りやすくなります。

集団処遇でよく遭遇する、突然の大失禁による大騒ぎもなくなり、穏やかで、継続性のある介護が実施できるのです。

このような個別ケアの在り方は、驚くほど介護職員の介護負担を軽減して、日常的な生活の支援者としてのやりがいと余裕を生み出して、ケアカンファレンスの内容も豊かになり、自分の役割と責任、そして活動の結果が明確にわかるようになるので、モチベーションを高く維持することができると言えるでしょう。

まとめ

個別ケアを徹底することで介護現場がうまく回り出す

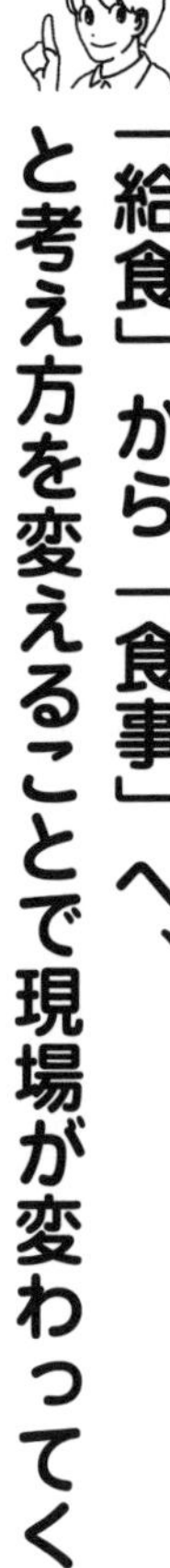

「給食」から「食事」へ、と考え方を変えることで現場が変わってくる

個別ケアの推進は、チームケアを積極的に生み出して、介護の質を大きく転換してきました。

最近では、ユニットケアが普及して、「給食」として温冷配膳車から「温かいような、冷たいような」不思議な感覚のトレイによる配膳も少なくなってきたように思います。

ユニットケアでは、バットに盛られた料理をユニットの食堂スペースで、利用者の目の前で、盛り付け、配膳を行いますので、食事らしい雰囲気を演出することが可能になりました。

ところが、従来型特養などでは、いつ盛り付けたかわからない、温冷配膳車から、不思議な温かさと冷たさを持ったトレイにセットされた食事を提供しています。

ある従来型特養を見学していて、ふと廊下にセッティングされている温冷配膳車を覗いてみて、驚きました。

時間はまだ午後3時過ぎで、食事まで3時間余りもあるのに、もうすでに主食も主菜も盛り付けられ、温めと冷却にかけられていました。私たちは、およそ食事の楽しみとは、炊きたてのご飯と出来立ての温かい料理の楽しみだと思うのです。

これはまさに「給食」です。つまり、食べるものさえ提供すればよい、味も雰囲気も必要ない、でも栄養バランスはきちんとしている立派な献立なのだ、というわけです。

おまけの話ですが、この特養に「敬老祝賀会」ということで招かれ、ちらし寿司と天ぷら盛り合わせ、お吸い物の行事食を頂きました。

行事食だから、さぞ華やかな普段味わえない食事かと思っていたのですが、なんとちらし寿司は、いつの間にか、べちゃべちゃの赤飯のどんぶり盛り、てんぷら盛り合わせは、丁寧な油きりの紙など敷かれず、べちゃついた貧弱な3切れのてんぷらが平皿にポンと置かれているだけ……。

私は、この施設の敬老行事に対する姿勢、食事に対する貧弱で、食わせればよいというような在り方にあきれ果てました。

この施設では、行事であろうとなかろうと、どこまで行っても「給食」は「給食」なのです。白い和紙に乗せられた色とりどりの天ぷらなの提供など考えもしない、利用者に対する施設の介護理念を垣間見た気がしました。

私は、「給食」の介助と「食事」の介助とは違うように思います。介護施設によっては、職員は立ったまま、利用者の喉元も見えない位置から、声かけもせず、黙々とスプーンで利用者の口をこじ開けながら、食べ物を押し込むような食事介助を見ることがあります。

その都度、まだこんなやり方をしているのだなと思うと同時に、施設長は何を考えているのかと感じます。こんな人間性を感じさせない、この施設の寒々とする介護理念に絶望的な気持ちになるのです。

また、雨の日には利用者の洗濯物があちこちの、歩行用の手すりにこれ見よがしに干されているところもあります。なにをかいわんやです。

間違いなく、このような施設では、良質な介護職員は育ちません。施設長がこの実態を知っていてなんら手を打たないのだとしたら、全員介護を辞めるべきです。知らなければ、いかに現場と乖離した、人数合わせで満足しているに過ぎない旧態依然とした施設かということです。

「給食」から「食事」への転換は、単に食事形態の変化を表すのではありません。利用者に可能な限り、在宅に近く家庭的な生活実感を味わいながら、重要な楽しみの一つである食事を楽しんでもらいたい。このように施設の食事提供を変えたいのであれば、「給食」を辞め、トレイ配膳も辞め、ユニットやフロアの現場で炊きたてのご飯を陶器の茶碗で提供するような、温かみともてなす心を持った、家庭的な食事の提供をめざしていただきたいと思います。

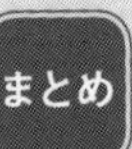

「給食」から「食事」へ本当の転換をすることは、施設本位の介護から利用者本位の介護へ変える第一歩

「人材」の育成にかける取り組みが現場を変える！

「介護職員処遇改善加算」が定着してきましたが、実際の職員の定着にはそれほど有効な結果をもたらしていないように思います。

全職種の平均賃金は、様々な統計を総合すると、年収約600万円であるのに対して、介護事業の平均賃金は400万円を若干上回る程度です。

そこにはまだまだ、大きな開きがあるのと同時に、女性の介護職の賃金の低さには驚かされます。おそらく在宅介護のホームヘルパーや施設でも非常勤のパート職員が多いことが原因であるように思います。

そこで、2019年度には、「**特定処遇改善加算**」という加算が設けられ、通常の「**処遇改善加算**」に上乗せする形で制定されました。

これは、在職10年以上の介護職員を中心に、在職5年以上の介護職員などの定着を図ることを目的とするに加えて、これまで、「処遇改善加算」の恩恵に浴することのなかった「**直接処遇職員**」（※注2）以外の介護関連の職員、例えば、送迎ドライバー、介護事務職員、栄養士なども対象とできるものです。

ただし10年勤務で8万円給料がアップする、といったような間違った情報もあるので、

「特定処遇改善加算」については、丁寧な情報収集をお勧めします。

この加算の算定と申請には煩雑な要素が数多く含まれているために、職員の賃金制度が整備されている大手の法人や社労士が関与している法人などでは、2019年度に申請が行えて恩恵に浴せるようですが、中小の事業者にとってはなかなか敷居の高いものとなっています。加算の配分には事業所の意向が強く含ませられるのが特徴ではあります。

この2つの処遇改善加算を取ることによって、直接処遇職員である介護職の賃金は、常勤3年から10年超の勤務者で、月額8000円から1万6000円程度の特定処遇改善加算が上乗せされ、2万円から3万円程度の賃金アップにつながります。

しかし、これはあくまで直接処遇職員のみが対象であり、ケアマネジャーや生活相談員、機能訓練指導員などの間接処遇職員と呼ばれる職種は対象外なため、同じように利用者への介護に貢献している職員たちは恩恵に浴することができず、不完全な賃金改善策だと言えると思います。

さらに、この「特別処遇改善加算」は、あらかじめ年収440万円以上の職員は対象外としており、介護従事者の全体的な待遇改善にはまだまだ課題を数多く残しています。

本来、介護従事者の人件費は、介護サービスを提供して得られる介護基本報酬の中に位置付けられているものですから、報酬の改定の度に抑制基調にある介護報酬の中から、賃金を上げていくような原資を見出すことは困難だと言えます。

しかし、介護職員が退職していく理由の中で、「収入が少なかったため」ということが、

【介護現場の用語解説】

※注２　「処遇改善加算」

国の配置基準では、直接処遇職員とは、介護職、看護職、生活相談員、ケアマネジャー、機能訓練指導員、栄養士などを含みますが、この「処遇改善加算」では、直接介護に従事する介護職に対象が限られています。この点が注意を要します。

第４位で15％を占めている現実を考えるならば（第１章参照）、介護職員の基本的なモチベーションを維持して、将来像をきちんと描けるように施設長が考えるのは重要なことです。

介護という事業の収益における根本問題は、いうまでもなく、介護報酬は国に決められ、施設には定員という制限があることで、事業者の収入には上限があるということです。

在宅介護においても、訪問介護などはもちろん利用者を増やせば、収入は上がっていくのですが、生活介護や身体介護には、時間によって算定される介護報酬は決まっていますので、ヘルパーに支給できる時間給などは自ずと限界が設けられています。

このように、介護事業には収入には上限があるにもかかわらず、介護職員たちの給与を勤続年数やパフォーマンスの程度に応じて上昇させていくためには、おのずと限界が見えてくるものだということです。

総論的ですが、やはり経営層が現状に甘んじることなく、事業の拡大や新規事業の立ち上げなどの長期的な経営計画を立案しなければなりません。賃金上昇を吸収していく新たな事業は、介護事業においては、私は必須であると考えています。

翻って、再び介護施設や介護事業所の話に戻します。

事業の将来像を描くよりも、実際に、現実の諸課題の解決こそ急ぎの問題と言えるからです。まさに、人材が不足し、介護の質が上がらない現状に甘んじていては、現在の事業の継続すら危うくしかねません。

まして、質の高い〝良い職員〟が辞めていく深刻な現実を、職員の賃金という範疇で考えるならば、これからの賃金体系や職員給与というものに対する考え方を大きく変えていかなければ、絶対に展望は開けてこないのです。

現実に「処遇改善加算」が、職員が辞めていくという事実に対して、歯止めがかけられていない現状においては、施設長や介護リーダーがなすべきことは、職員に対して生涯賃金の在り方をきちんと示すことが大変重要なのです。

目先の給与が上がっても、5年後、10年後にはどのようになっていくのか、家庭を持ち、子どもを育てていくことですら不安な現状では職員は定着しません。

役所など行政の給与表をモデルにして、若干手を加えたような給与表では、もはや用をなすとは思えません。職員の賃金上昇カーブをどのように描き、子育てや教育に多くの給与が必要となる時期に、賃金のピークが来るように配慮することは避けては通れないと思います。

また、年功序列の単純な給与表ではなく、様々な職種に応じた職務のコースの設定など、仕事の仕方と生きがい、やりがいがリンクした職務体系と給与体系の整備が急務です。

例えば、施設長や副施設長、事業所管理者などをめざすマネジメントコースの設定、看護職、ケアマネジャー、管理栄養士、機能訓練指導員などのセラピストといった専門職のコース、介護現場での介護職としての基本コースなど職種に応じた給与体系の整備は、生涯設計に資すると同時に、職員自身が自分のキャリアパスを設計できるように、賃金体系の全体像を明確にすることが何より必要な取り組みではないでしょうか。

まとめ

仕事の仕方と生きがい、やりがいがリンクした職務体系と給与体系の整備が急務

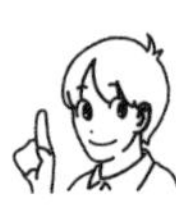

「キャリアアップ・プラン」——やりがいを演出する取り組みを！

新人職員から1年後、3年後、5年後に至る「キャリアアップ・プラン」の制定は介護事業所にとっては必須の事項と言っても過言ではありません。

「3K職場」から脱却して、介護福祉の専門性を前面に出し、働く介護職員たちのキャリアを形成するための支援は、重要なポイントになります。

介護職員が、自らの仕事に誇りを持ち、専門職として自立していく支援は、停滞する介護現場の活性化を図るためにも必要なものです。

キャリアアップ・プランは、次のようなものを網羅している必要があります。

- 第一　介護技術
- 第二　コミュニケーション技術
- 第三　計画作成技術
- 第四　相談援助技術

法人や介護事業所は、これらの各項目についての専門のチューター、指導者を育成していなければなりません。自前で育成が追い付かない場合には、外部の専門的な人材を投入することも必要です。

右に掲げた4項目について、1年後の達成目標から3年後、5年後の達成目標を明示しておかなければなりません。

それによって、法人や事業所が能力を評価して、認定するシステムも大変有効だと思います。また、達成して認定を受ければ、それと連動して給与が変動することも、職員のモチベーションを上げる要素となるでしょう。

これらのキャリアアップ・プランの階梯をしっかりとキャリアパスに反映させ、能力の向上に応じて、自分が将来的にどのような処遇を受けることができるのか、図示して見せることも、職員の向上心をあおるものとなるでしょう。

また、人材の獲得と育成にとって、新卒者の新人の獲得は重要なポイントとなります。新人の育成は、上記のキャリアアップ・プランとは別に、育成プランを整備しておく必要があります。

とりわけ、入職から最低1年間は、プリセプター制度を導入することは、大変有効だと思います。

施設や事業所によっては、プリセプター制度を導入しているところもありますが、シフトで共同行動や指導時間が確保されていないルーズなものもあれば、単なる「世話係」的な位置づけと役割しかないところもあります。

プリセプター制度の利点は、新人が適切な指導者の下で、日々振り返りができる点にあります。

1日の自分の活動と結果を記録して、プリセプターがきちんと評価とアドバイスを与えることで、自分自身で成長を実感できるとともに、良好な帰属意識も生まれてくると思います。プリセプターが付くことによって、例の〝介護ボス〟からの影響を遮断する効果もあるでしょう。

プリセプターに任命された職員にとっても、改めて新人を指導することは、自分自身が今一度基本に立ち返ることになり、基本をないがしろにしている先輩職員や〝介護ボス〟などをけん制する大きな力にもなります。

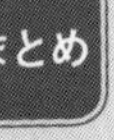

新人の育成は、キャリアアップ・プランとは別に、育成プランを整備しておく必要がある

良質な人材確保のためにするべきことは新人の発掘

私がこれまでの多くの施設や事業所で仕事をしてきた経験から言えることは、最良の人材開発は、新卒の新人の発掘だと思っています。

中途採用者は、それなりに有用な経験者もいますが、提供する介護の質の高くない施設や事業所からきた中途採用職員は、おかしな癖ややり方を持ち込み、健全な現場を混乱させるケースもあるものです。

それに比べると、学卒の新人は、何物にも染まっていない優良な将来性を持っているものです。あるユニット型特養の立ち上げで、施設長は中途採用を極力控えて、大半を学卒の新人で固めたケースを知っています。

もちろん、現場経験のない新人たちですから、最初の半年は、小さなミスが多発して、現場は混乱し、施設長はひたすら我慢をされていたと聞きます。しかし、中途採用者を有能な職員に厳選していたので、時間を追って適切な指導と新人たちの経験が充実してきて、1年後には見事なユニットケアが成立していました。

このように、新卒の新人には無限の可能性があり、丁寧に育てることは施設、事業所にとって将来事業を担う重要な人材を育成することにつながります。

新人職員をプリセプター制度の活用によって、1年から2年間伴走する指導者について学ばせることは、介護の基本を頭と身体で覚えることにつながり、基本がしっかりと身に付いた介護職員を育てることができます。

とりわけ、介護の業界は人手不足が深刻ということで、無資格、未経験の職員が大量に採用されていますので、基本をきちんと身に付けた若い人材の存在は貴重と言えます。

この無資格、未経験の職員採用には、十分に注意を払う必要があります。原則論から言えば、介護福祉士という介護の高度専門職が中心となって介護業務を行う現場ですから、介護の知識も経験もない人材を現場に投入するのは、あくまで補助的な業務に限られるべきです。

病院では、看護師に対して看護助手という無資格者は、あくまで補助業務に徹していますので、それと同様であることが望ましいのです。

しかし、人員が不足する現場ではそうもいかず、1~2週間の実習を経て無資格、未経験の新人を正規の介護業務に就かせているようです。

募集に際して、初任者研修受講費用を施設が負担して、資格取得を支援するなどと謳うところも数多く見られます。介護実務を経験させながら、新人を育成するということなのでしょうが、私は基本的には反対の立場です。

なぜなら、介護の仕事にとって最も重要なコミュニケーション技術や介護の基本理念を学ばせずに介護の実務に就けることは、介護の質の低下に直接つながり、未熟すぎる介護技術は事故や不適切介護に直結するからです。

要介護高齢者とはどのような人たちなのかを理解していない新人が、利用者を傷つけ、不適切な対応をしている現実がすでに存在しており、しかも、忙し過ぎる現場で動く先輩職員は到底フォローに手が回っていません。

人員は満たしても、結果としてサービスの質の低下を導き、きちんとした系統的な指導を受けられていない新人の存在は、現場にダメージを与えるばかりか、新人本人を潰す結果にもつながりかねません。少なくとも、初任者研修を修了した未経験者に絞るべきだと思います。

まとめ

中途採用の募集に際しての注意点として、最低条件として初任者研修を修了した未経験者に絞るべき

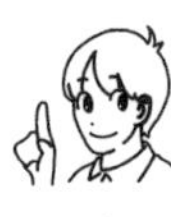

すぐに手をつけたい「介護人材確保」への道とは

新卒の優秀な介護職員を獲得するためには、介護福祉士養成校に職員募集要項を送るだけでは、きわめて不十分です。

大学、短期大学、専門学校のキャリアセンターなど就職担当の部署を必ず訪問して、施設や事業所の介護理念や運営を方針、どのような出身の職員が働いているのかなどの情報をきちんと伝えることが重要です。

インターンシップや長期休暇時のアルバイト、土日などの課外でのアルバイトなどを、キャリアセンターを通して依頼してみることも有効かと思います。

また、介護福祉士養成校では、必ず実習施設の確保が必要ですので、実習生を受け入れている学校があるならば、積極的にアプローチしてみることです。

実習生の受け入れは、忙しい現場にとっては、負担増にはなりますが、実習生を指導することは、新人育成と同様に現職職員に基本に立ち返らせる機会ともなり、決してマイナスにはなりません。

私は、以前施設長をしていた介護施設で、この実習生を積極的に受け入れていました。

実習ではオリエンテーションをしたり、実習記録や実習報告書を目にしたりしますので、実習生の資質や意欲、取り組み姿勢などがよくわかり、現場の主任を通して施設でのアルバイトを誘いかけました。

施設の仕事に興味を持ち、就職先を検討している実習生にとって、アルバイトで現場を経験することは、イメージが具体的になり、結果として、3名の新卒者の獲得につなげたことがあります。

このようにして、新卒者の採用につながったケースがあれば、できれば毎年定期採用をするようにしていただきたいと思います。

養成校側からすれば、内容の熟知した施設の確保には大きなメリットがありますから、採用を通してキャリアセンター担当者との良好なパイプができるのです。

ただ、強調しておきたいのですが、実習生を受け入れるということは、施設の実態を養成校側に周知してしまうことですので、きちんとした現場指揮と実習生への的確な指導ができていなければ、逆にマイナスとなってしまいます。

「あの施設は、あまりいい施設ではない」という評判ができてしまえば、二度と新卒者の紹介は得られません。

現実に、学生の就職活動の時期に、どこの学校からもアプローチや照会がないならば、その施設は決して良い評判が立っていないという証左なのです。

最近、外国人介護労働者の問題が大きく取り上げられています。

特に、技能実習生という不完全な雇用による受け入れは、送り出し機関と受け入れる監理団体が明確にされていれば、比較的容易に技能実習生を確保できるので、受け入れる特養をはじめとする介護施設が増えてきました。

しかし、技能実習生は、3年の年限のある不定期雇用ですし、十分な日本語教育を受けていない（N3レベルにも達していない。※注3）、介護技術も未熟と課題が多いうえに、低賃金や受け入れ態勢の不備によって、実習生の逃亡や帰国など社会問題化している現実もあります。

しかし、2025年には介護人材が約32万人も不足するという予測がある上に、介護福祉士養成校の定員割れなど志望者が減少を続けている実態では、外国人介護人材の受け入れは避けて通れない問題になっています。

前述したように、外国人介護人材の確保のために、国は「在留資格　介護」を2018年に設け、介護福祉士養成校に学び、介護福祉士資格を取得した留学生には、延長の可能な在留期間を5年間に定め、家族を呼び寄せることも可能にしました。

介護福祉士を取得して介護業務に従事していれば、5年を超えて永住資格の取得も可能なように制度が変更されたのです。

送り出し機関を通して本国から直接日本の大学、短期大学、介護福祉士養成校に留学してくる留学生には、留学生としての在留資格から「在留資格　介護」が認められましたが、それ以外には、国が行っている各国との経済連携協定（ＥＰＡ）に基づいて留学生を確保

【介護現場の用語解説】

※注３　「Ｎ３（＝日本語能力レベル）」

日本語検定において、上級はN1から下はN5までの認定があります。N1は研究職、大学院受験者などの高度な日本語能力を有し、大学、専門学校入学のレベルはN2ないしはN3に達していることが望ましいとされています。N4は、いわゆる片言でようやく日本語での会話が可能で、高度教育機関には通用しないとされています。

する手段があります。

しかし、ＥＰＡによる留学生の確保は、現地説明会と志望者のマッチングを経て、留学生側から選別してきますので、なかなか狭き門と言えます。

しかし、日本語能力レベルはＮ３以上、介護技能の一定レベルを満たした現地の医療、介護資格保有者ですから、有力な戦力になるのは間違いないと思われます。

多くの介護施設で、外国人介護人材を受け入れるに当たって、最も不安視していることは、やはり、日本語能力の問題だと言われています。さらに、文化や習慣の違いなども不安材料になっています。

しかし、介護に限らず、２０４０年問題と言われる、高齢者を支えるべき稼働年齢人口が激減する事態が予測されている中で、あらゆる産業分野を通して、外国人労働者を受け入れていくことは不可避の問題と言われています。

すでに、多くの外国人労働者が様々な産業分野で働いている日本の実態は、もはや日本は、いわゆる「共生社会」に移行したとも言えます。

私も、現実に外国人留学生が、生き生きと介護現場で働き、立派に介護職員として自立でき、利用者に対する、丁寧で人格を尊重した、質の高い介護を実践しているケースを知っています。

要は、介護を志望する人間の資質だと思います。

介護人材の確保に当たっては、人材紹介会社や人材派遣会社を利用するという問題があります。

人材紹介会社は大手からローカルの中小の会社まで、様々な企業がアプローチしてくると思います。

人員の不足に悩み、特定の職員に夜勤が6回も7回も集中してしまっている現場の状態を前にしては、一刻も早く人員を補充しないといけないということで、ついつい人材紹介会社からの紹介に頼るというようになってはいないでしょうか。

しかし、人材紹介会社に頼る、さらに悪いことは人材派遣を受けるということは、まさに、「禁断の果実」に手を出すことに他なりません。

なぜならば、これらの会社を通して介護現場にアプローチしてくる人材の質は、まったく担保されていないか、ときには劣悪な資質の人材提供がままあるからです（あくまでも私の経験上の話ですが……）。

優秀な介護人材が転職を考えて、就職活動する手段は、多くはハローワークであり、公的な福祉人材センターなどです。

自己のキャリアやスキルに自信を持っていれば、このルートで十分就職先を確保できるのです。

人材紹介会社や派遣会社を利用するのは、無資格、未経験であるとか、どこの事業所に行っても長続きしない、スキルが低くてついていけなかったなど問題を抱えた人材が、数多く利用してきます。

ハローワークや福祉人材センターなどでは、自己のプロフィールとともにこれまでのキャリアについて詳細な記述などが要求される場合があります。

ハローワーク利用者でも、履歴書だけではなく、詳細な職務経歴書が求められるのは当たり前になっています。

選考する側のフィルターは、いくら人員不足とは言え、不適格な人材は採用に踏み切りません。

しかし、人材紹介や派遣は、このようなプロセスがなく、紹介料目当ての不誠実で悪質なものも少なくありません。

現実に、採用したが1日で辞めた、不適切な言動で現場が混乱させられた、などのクレームが後を絶たないのが、この人材紹介の実態なのです。

頭数はそろっても、明白に現場の介護の質を低下させ、現場の業務効率などにダメージを与えるだけの人材確保は百害あって一利なしなのです。

また、人材紹介も人材派遣も、紹介料の負担は介護施設の経営にとって極めて大きくなります。

例えば、通常予定月収（基本給ではなく、手当も含んだ収入）をベースに2～3か月分の紹介料を要求してきて、3か月を経過したら、早期退職のケースの返金義務が消滅する契約というところが多いです。

紹介料負担は、年間で、月間人件費1か月分に相当するケースもあり、費用対効果の面でもまったくメリットがないのが実態です。

このような人材紹介や派遣に頼るということは、人材確保の方法としては、末期的なものと言えます。

そのようなことより、なぜ正統な方法では人材が応募してこないのか、新卒者が応募してくれないのかを深刻に捉えて、改善するための方策を練るべきでしょう。

そこでは、必ず、

・介護現場の魅力が喪失している

・良質な介護が提供できていない、応募するに足りない施設としての社会的な評価が下っている

ものと自覚するべきです。

介護施設や事業所は、利用者や家族を通した口コミの評判が大きな影響を与えます。

利用者満足度の低い、レベルの低いところには、利用者も寄り付かず、その評価は介護

福祉士養成校や介護に従事している他の事業所の職員にも伝わっているものです。「あそこの施設はレベルが低い、待遇が悪い、人がすぐ辞める問題施設だ」などの評判は、何年にも渡って喧伝される恐ろしいものです。良い評価の施設や事業所は、案外、最低限以上の人材確保ができているものです。

まとめ

正当な方法で人材が応募してこない理由は「介護現場の魅力が喪失している」か「良質な介護が提供できていないため、応募するに足りない施設としての社会的な評価が下っている」ものと自覚するべき

介護施設・在宅系事業所の活性化のカギは地域に開かれた施設づくりにある

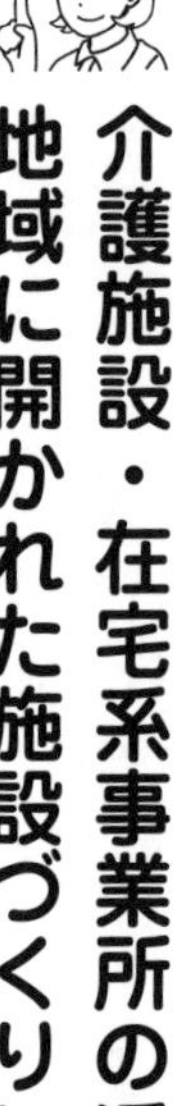

介護・福祉政策は〝在宅重視〟に向かっている

施設や事業所が生き残っていくためには、施設長が明確な将来戦略を持つ必要があります。

施設であれ、在宅であれ、介護保険事業に従事している限り、国の政策や方向に無関心でいては、利用者の確保も人材の確保もできません。

この国の福祉政策、特に介護と障がいの分野では、トレンドは明らかに「在宅」に向かっています。

2018年度の介護報酬改定で打ち出された内容は、居住施設は増やさない（むろん、明言はしていませんが）、可能な限り高齢者のADLを維持、向上させて、在宅生活を継続させるというものでした。

全体の基本報酬は抑制の方向を打ち出して、在宅生活の維持に貢献する事業所には、加算という形でインセンティブを付ける、この2面政策が明確に打ち出されていたのです。

その中で、国が進めてきた「地域包括ケアシステム」が、地域包括支援センターを中心に本格的に機能するように、とりわけ社会問題化している認知症の人の地域での生活の支援や障がい者の在宅生活の維持などに力を入れていくということが、はっきりと伝わってくるものでした。

地域包括支援センターの機能は、地域での介護予防に重点が置かれ、認知症の予防や要介護にならない高齢者のＡＤＬの維持に重点が置かれています。

これらのトレンドをしっかりと把握した事業戦略が重要になるのです。施設には総合的な在宅支援の機能を持たせ、施設入所を抑制して、一法人一施設のような小規模法人を整理し、合併や連携を奨励して、様々な機能を有した大規模な事業所による地域での受け皿を整備する方向が見て取れます。

２０１７年の社会福祉法の改正でも、社会福祉法人には、明確に地域貢献事業の積極的な推進という項目が含まれていました。これからのキーワードは、明らかに「地域」ということです。

要介護高齢者や障がい者は、地域の中で在宅系のサービスを受けながら、可能な限り在宅生活を継続する、そのために地域の福祉、医療を中心としたインフラを整備することが「地域包括ケアシステム」であるのです。

地域重視の政策は、例えば特養の入所条件を「要介護度３」以上に限定するということ、これは言い換えれば、要介護2以下は、在宅生活を在宅系サービスの利用によって送らせるということです。

そのためには、地域包括支援センターが、地域の相談拠点として機能することを意味します。

特養は、もはや在宅生活の見込みのない、寝たきりや強い認知症の要介護高齢者の利用者に限られて、在宅生活が不可能となった要介護高齢者の生活の場の様相を強めてきます。

"在宅重視"で介護報酬は抑制される

しかし、在宅重視の方向が打ち出されたとは言え、増大する社会保障費の前に、在宅系事業の介護報酬は抑制基調にあることに変わりはありません。

訪問介護単体、通所事業単体の事業では、抑制される介護報酬の中では生き残ることが困難になる懸念が強くなるでしょう。

在宅系事業でも、多様なサービスを持った総合的な事業者が有利になるように、ADL維持等加算などは、理学療法士や管理栄養士などが在宅系事業に関与してADL向上や栄養状態の向上を図るものです。

それは、医療機関や特養などとの連携が条件となるわけですから、関連施設や病院を持たない中小規模で単体事業を展開する在宅系事業者には、きわめて不利であると言わざるを得ません。

これらのことは、介護施設でも在宅系事業でも、地域との連携、地域への貢献を意識して事業展開をしなければ、将来性がないとも言えるのです。

施設・事業所の「活性化」を図る方向性とは、地域包括支援センターとの連携を含む「地域に開かれた施設づくり、事業づくり」を行うことにあるということです。

地域との「共生」を図ることが、利用者の確保や、ひいては人材の確保にもつながる、開かれた視野を持つことが強く要求されていることを自覚してください。

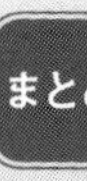

地域との「共生」を図ることが、利用者の確保や人材の確保にもつながっていく

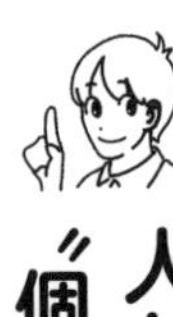

人が辞めない介護現場にするヒントは〝個別ケア〟のしくみづくりから！

ここまで、「人が辞めない」現場づくりのために、いろいろな観点から方法を述べてきました。

人が辞めていく介護現場というのは、やはり職場において円滑で良好な人間関係が構築できない現場であると言えると思います。

職場としての組織規律と職員の自主性が発揮されず、例の〝介護ボス〟のような人材が力を持つ職場風土は、風通しが悪く、闊達な職員の行動や提案が生まれない風土と言えます。

利用者本位の介護が実践できるという職場への信頼と、とりわけ施設長や介護リーダーなど介護現場の指導者たちへの信頼感がなければ、良心的な職員であればあるほど簡単に退職願を出してきてしまいます。

良い職場風土の構築のためには、自分たちの職場がいったいどのような〝質〟を持っているのか、具体的に検証することも重要だと思います。

私は、〝職場の質〟を規定してくるものは、基本的に介護そのもののしくみにあるように感じています。

その最たるものは、前述してきたように、集団処遇による介護のように、「顔の見えない」

ような介護の在り方にあるのです。

絵にかいたような綺麗な介護理念をホームページなどで公開している法人、施設でも、具体的な介護の実態が、人を人とも思わない「芋を洗うような」入浴介助であったり、利用者の横に座り、落ち着いた態度でしっかりと声かけをするような食事介助ではなく、突っ立ったまま、機械で食べ物を口に運ぶような食事介助をしていたりするような介護現場のままでは、「良い職員」は絶対に定着しません。

人がなぜ辞めていくのか？

それは、自分にとって誇れる職場ではないからです。利用者をいつくしみ、大切な家族に接するような優しさのある介護現場はやりがいに満ちて、人間を支え、生きる喜びを提供できているという誇りがあるからです。

このような職員たちの誇りを維持できるような介護現場づくりが、現実ではなかなかできていないからこそ、「良い職員」が1人辞め、2人辞めして、いつの間にか窮屈な、うまく回らない現場となり、「人材不足」を痛感させられる職場となったのです。

「人が辞めない」職場とは、「人がやってくる」職場でもあるのです。

人が辞めて人員が不足したから、うまく回らない介護現場になったのではありません。もともと「人が辞める」ような職場だから、誇りが持てない職場だから、新しい人材も寄ってこないのです。

「個別ケア」は介護の質を維持するチームケアにつながる

しかし、良心的で利用者、要介護高齢者のより良い介護と介護環境をめざす人々は、「個別ケア」を生み出しました。利用者に寄り添い、その人らしい生活と自己実現を本当に大切に思える個別ケアは、介護現場の様相を大きく変えてきました。

三大介護を中心とした介護技術の偏った介護は、利用者が主人公となった個別ケアと生活支援の力強い介護者たちの思いで、変えられようとしています。

個別ケアの在り方は、「介護ボス」が主導するようないびつな介護集団を駆逐(くちく)して、合理的で継承性のある、そして介護の質が維持されるチームケアにつながってきています。

まとめ

人が辞めない職場は介護ノウハウが蓄積される職場であり、「人が働きたくてやってくる職場」でもある

第6章
「人が辞めない」現場を作る施設長・介護リーダーの仕事

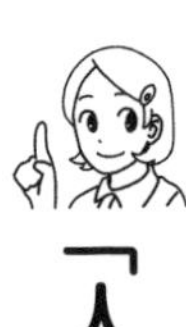

「人が辞めない」施設のことを健全経営と言う

ここまで、「人が辞めない」ための様々な提案を行ってきました。施設や事業が介護業務の在り方を見直し、大きく舵を切る必要があることを述べてきました。

施設長や現場の介護リーダーが、このような取り組みを行えるようにするためには、何より健全経営を実現することが重要です。

およそ、介護保険事業や障害者総合支援法に基づく、公的な事業を展開する限り、意識して考えていかねばならないことは、事業がもたらす「利益」についてです。

介護報酬は、一般の商品やサービスのように自由に価格を設定できるものではなく、国が定めた報酬と加算以外に価格の基準はありません。企業努力によって、いくらでも収入を増加させられるというものではないのです。すなわち、同一事業を行って収入の差が生じるのは、利用者の数が多いか少ないかのみであることです。

介護保険制度が導入される前夜、いわゆる要介護度とそれに応じた報酬単価と限度額が設定されました。そのとき、私は、報酬単価が決められていく過程で、単価の設定の基礎には1日に要する介護時間があったことを記憶しています。

介護労働の時間単価を設定して、1日に要する介護時間を乗じて報酬単価が設定されたのです。介護労働の時間単価には、特別なものは含まれず、標準的な介護労働者の月収が基準にされていました。

介護保険事業を展開する限り、非営利である社会福祉法人を含めて、利益を追求するのは当然だと言えます。事業は設備を含めて、再生産されなければなりませんし、従業員の昇給原資も必要となるからです。

しかし、大きな利益率が残せるほど介護報酬は潤沢ではありません。利益率が8％とか10％というような高い利益を上げられる事業ではありません。

私は、社会福祉法人を含めて、いわゆる「健全な利益」を追求していただきたいと思います。最近では、社会福祉法人が経営する特養でも、経営が立ち行かなくなり、施設を閉鎖するところも出るようになりました。すでに「措置制度」の時代は遠く、措置費や補助金を消化するかのような経営はあり得ません。

介護事業の健全な経営とは、人件費こそが収益のもとと考え、適正な支出を確保すること、事業費と事務費を適正水準にコントロールすることによって、5％程度の経常利益が見込める経営が、健全経営だと呼べると考えています。

これがすべての事業の基礎となっていると思います。

この健全経営の水準を脅かす存在として、例の人材紹介料があるのです。私は、以前、ある特養が経営者の乱脈な経営によって、多くの職員が続々と退職してしまい、運営の危機に陥ったときに再建を依頼されたことがあります。

その施設では、すでに人員配置基準すら維持することが困難になっていました。私が再建をお手伝いする以前には、働く介護職員の約半数を派遣職員に頼るようになっていたのです。

綿密に月次の損益計算書（社会福祉法人会計では「事業活動収支計算書」）のチェックを行いましたが、人件費比率は職員の減少を受けて極端に低く、その代わり事務費の業務委託料が異常な水準に達していました。

結果、月次決算は大幅な赤字、派遣職員は自法人の職員ではないために、適切な業務指示もできず、青息吐息の状態でした。この施設が正常な軌道に戻るためには、半年以上の時間と膨大な人材募集の努力を要しました。

人材紹介会社に依存する安易な姿勢では、この施設のような経営状態になる危険性を持っていると警告しておきます。

いわば健全経営とは、ある意味で「人が辞めない」施設や事業経営と言えると思います。正統な人材確保に失敗すれば、対人援助の仕事である介護事業は、失敗に直面するということです。本章では、この健全経営の基礎となる考え得方や見方を述べてみたいと思います。

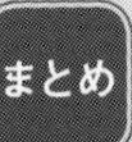

事業費と事務費をコントロールして、健全経営をめざそう

人件費の抑制が不健全経営を招き、質の低い介護サービスに直結する

対人援助の仕事である介護事業は、人材こそが収益の源泉であるということに異論はありません。

介護職員が適正な介護サービスを提供して、正当な介護報酬を受け取る、介護報酬額は規定されていますから、いかに稼働率を上げるか、より多くの利用者を獲得するかに収入はかかっています。

多くの介護保険事業者が陥る誤りは、この収入にこだわるあまり、収入増を「客単価」を上げることで実現しようとすることです。

介護保険で、「客単価」を上げるということは、より高い要介護度の利用者を獲得することですが、基本的に居宅介護支援事業所や老健などの中間施設からの紹介に頼る介護保険事業では、より要介護度の高い利用者を選ぶことなどできない相談です。

そこで、単価の引き上げに利用されるのが、実は人件費なのです。人件費を抑制して、利益を増加させ、あたかも客単価が上がったかのような収益構造を持つ経営は、決して健全経営とは言えません。

私の知る介護保険施設では、社会福祉法人であれ、民間企業であれ、非正規職員の賃金

を最低賃金に設定しているところが数多く見られます。

私から言わせれば、「福祉の仕事は最低の部類に属する安易な職業なのか」ということです。

この発想自体が、客単価の引き上げにしか主要な関心がないということの証左なのです。しかし、この発想自体が誤りであるのは、収益の源泉であるべき、肝心の人件費の抑制に直結するからです。

また、介護業界自体の賃金水準は、他業種と比べても、まだまだ低いという実態があります。人が人を支える崇高な仕事である介護が、頑張っても最低賃金レベルの報酬しかないという実態が、多くの良心的な職員のモチベーションを下げて、介護業界から去らせてきたのです。

人件費の抑制は、事業を必ず不健全な経営に導きます。より多くの利益追求なのではなく、適正な利益の追求を強調するのは、不健全な経営は、必ず劣悪な介護サービスに結び付くものだからです。

ここで、人件費比率の話をします。特養では、人件費比率は60％前後、デイサービスや認知症グループホームなどでは70％前後と言われています。

人件費比率を「適正」にコントロールすることが、あたかも健全経営の指標であるかのような考え方が流布しているようです。

また、人件費比率が低ければ低いほど、健全で良好な経営であるかのような錯覚すら存在しています。

人件費比率を40％台に抑えている、介護付有料老人ホームやサービス付高齢者向け住宅を手広く経営している民間企業のオーナーを知っていますが、彼の自慢は人件費比率の低さによる高い利益率にありました。

利益率の高さは、多くの投資家の関心を集め、上場も夢ではない、そう考えているようでした。

しかし、ここの事業所では、経営する複数の居宅介護支援事業所で不正請求が行われていることが発覚して事業廃止処分を受けてしまいました。その事業所で行われていた介護サービスでは、「一般浴のお湯を利用者ごとには変えない」、「食事の提供では、野菜のヘタや皮を多用する」などの劣悪なサービス提供によるクレームの嵐が起きていました。

不正行為と劣悪なサービス提供を職員自らが行うといった腐敗が進行していたのです。低い給料は、職員の最低限のコンプライアンスや良質なサービスを提供するというマインドすら奪い、30％に迫る高い離職率は運営する施設の低劣なサービス提供を固定化するものだったのです。

読者の中には、自分たちの施設や事業所は、そこまでひどくはないと思われる方もいるかもしれません。自分たちは適正な人件費比率を保っているから、健全な経営ができているのだ、そう考えても無理はないと思います。

ところが、その一方では、20％を超える高い離職率には悩んでいませんか。

20%まではいかなくても、理由が明白ではないのに「良い職員」の退職が続いてはいませんか。

人件費比率は、経営の健全さの指標として、多くの人は低いことの意義を強調したいことと思います。しかし、ある特養で、人件費比率が60%を超えていたのに、職員が次々退職するので、2カ月で比率が55%に落ちたという笑い話にならない話も聞いています。この55%は健全でしょうか。

私は、人件費比率にこだわらない理由は、前にも述べたように、私の知るある特養の、人件費比率は70%超えにもかかわらず、良質なサービス提供を行い、離職率も5%以下、年度の決算も黒字という施設があるからなのです。

経費構造の特徴は、事業費は低めで適正、事務費が極端に低く、経費節減が徹底していることです。

この事実が教えてくれることは、人件費比率は、健全経営の指標には必ずしもならないということです。

私は、逆にこの施設の人件費比率の高さに注目しました。

なぜ、特養なのにこのように高いのか?

従来型特養とユニットケア型特養の併設型で、建物も都市型によくある高層ではありません。いくつものフロアにまたがる人員配置のロスも少なくて済んでいます。人件費が高い理由の一つは、職員が辞めないので、年々昇給する職員が多いことが挙げられます。

また、給与の構成が、基本給を高く、意味不明の〝ワケあり手当〟がありません。だから、自然と賞与の総額は高くなります。施設経営の基本理念として、利益はまず職員に還元するという、理事長の強い信念があるのです。

一方で、事務経費は徹底してコストカットされています。どこの施設でも自社の封筒は上質で、ロゴやマークをカラーで入れるような、意趣を凝らしたものが多いですが、この施設では、茶封筒で手刷りのシンプルなものです。「封筒にお金をかける意味がない」との考えからだそうです。

また、自施設の食事提供ですから、業務委託費はかかりません。食材も地産地消で新鮮な食材を安く入手しています。

また、オムツ外しを徹底していますので、オムツにかける経費も最小限に抑えられています。一人ひとりの利用者のオムツやパッドの類も、詳細に検証されて、ムダなパッドの使用はなくなり、ひたすら快適な使用につなげています。

ここに見えてくるのは、きめ細やかな現場指導の在り方です。オムツの使い方まで、きめ細かく指導して、現場の職員任せにしない、あくまで利用者の快適と安楽を追求する徹底ぶりは、人材が本当に生き生きと活動できているからではないでしょうか。

実は、このことと人件費比率の話は、リンクしてくるのです。

人件費を単に金額で見る考え方からは、この施設のような人材の活用は絶対に見えてきません。

かつて、私がこの施設から依頼を受けて現場の改善に入ったときに、人件費比率はまだ低く、人材の登用ということが積極的に行えていませんでした。施設長から「職員に活気が乏しいのだが、どのように改善したらよいか」という質問を受けていました。

そこで、私が提案したのは、「**人材の配置の見直し**」でした。それまでは、どこの施設でもやるように、人員配置は資格と経験年数などで、比較的安直に配置を決めていましたが、フロアによって職員の活力に強弱が現われていました。

人員配置がバランスの良い組み合わせのフロアでは、利用者にどんどん積極的なアプローチをして、きめ細やかなケアを導いていましたが、不活発で積極性に乏しいフロアは、業務のすべてが沈滞気味だったのです。

そこで、すべての介護職員と看護職員の徹底した「棚卸し」を行い、

- **業務評価**
- **介護知識の評価**
- **性格や人物像の評価**
- **介護技術の能力評価**

など細かな評価表を作成して、職員の配置、役割分担の見直し、業務改善チームの編成などを行いました。同時に、優れたパフォーマンスをしている職員の抜擢を次々と実施していきました。

また、勤務割表の作成においても、施設長の責任において、夜勤者の組み合わせ、顔合

わせにも細かく注意を払わせ、新人やスキルの低い職員が、夜勤帯に不安を感じたりしないような配慮も行ったのです。

その結果、現場での職員の雰囲気は一変して、生き生きと自己の役割と責任を自覚したような、積極的な職員が増加したのです。利用者の居場所づくりの工夫やハード面で生活感をより鮮明に打ち出すような工夫がたくさん生まれました。

利用者とのコミュニケーションが改善し、職員は利用者ごとのニーズに敏感に対応でき、きめ細かな観察とケアの質の向上、オムツ外しの取り組みの本格化など、見違えるほど介護の質が向上したことが見て取れるようになりました。

入院患者は激減し、家族からの評価の高まりは施設の評価を高め、多くの待機者を生みました。施設の稼働率は95%を超えて、収支の改善も図れるようになったのです。

これらのことが現わしている内容というのは、人件費は数字の高さで評価するのではなく、まさに人件費のかけ方、いかに人材を有効に活用できているかということに、意識を転換するべきだということです。

まとめ

職員のコストや運営への参画意識の向上を図り、1人の職員のパフォーマンスを上げることは施設の経営安定への最短コースとなる

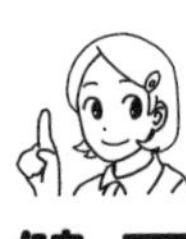

「入院患者の削減」も健全な稼働率の維持には重要な課題

稼働率について見ていきたいと思います。施設経営においてはベッドの稼働率、在宅事業では職員一人当たりの利用者稼働状況でしょうか。

稼働率というものは、実は事業に関する様々なものを包含しています。介護施設の経営において、稼働率は健全経営の重要な指標に違いありません。

在宅を含めて、稼働率、稼働状況は、提供するサービスの質を見事に表わしているのです。また、別の指標になるのですが、職員の生産性の高さも表現していると言ってもよいかもしれません。

稼働率が低迷する原因は、どこにあるのでしょうか。

特養などの居住施設においては、当然ながら報酬請求のできる利用者数が少ないことが稼働率の低迷ということです。あまりにも当たり前のことを言いましたが、この原因には様々な、それでいて深刻な原因が隠されています。

当たり前のことを続けますが、稼働率が低い直接の要因は、利用者数が大きく定員を割っていること、さらには入院患者数が多くて、在籍数は確保しても請求件数が大きく落ち込むことに現われています。

ここでは、この2点に深く切り込んでいきたいと思います。

サービス付き高齢者向け住宅などは、最近では都市部などでは過当競争気味で、劣悪な施設はすでに淘汰が始まっています。このような施設では、そもそも入居者が集まらず、採算ベースに乗らないところがあり、本論とは別に論じるべきだと思います。

それでは、特養はどうでしょうか？

特養は多くの待機者を抱え、何年待ちというような話がいまだに信じられているようですが、それはすでにごく一部の良好な経営を維持しているケースに過ぎません。

また、大都市部の特養では、人員の確保が追い付かず、配置基準の守れないフロアやユニットは開設できていないということもあると聞きますが、実態はそれも例外的なケースだと思います。

実は、大半の特養の実態は、待機者とは名目だけの待機者――申し込みだけをしている者――が多いというだけで、実際には、入居の順番が来たということで、入居の声かけをしたら、「まだ在宅したい」「別の施設に入居した」「入院している」「死亡した」などの理由で次々に待機者は消えていってしまい、最後には数名しか残らなかった、ひどいケースでは待機者がゼロになったという場合もあると聞きます。

ずばり、この特養はなぜ待機者を失ってしまったのか？

それは、**この施設の評判が低く、利用者が入りたい施設ではないから**です。施設の評判とは、まさに介護の質そのものです。利用者本位の丁寧で、きめ細やかな介護が提供できていない、地域のケアマネにとっても薦めたい施設ではなかったということです。

その特養では、職員の離職率は20％を超え、やたらイベントを競うように実施するのに、日常のケアは寝たきりや重度の認知症の利用者に日が当たらない寂しいものでした。

待機者は営業活動で得られるものではありません。施設の日常の介護は、他の誰にも見られていない、だから、多少の手抜きくらいバレはしない、そうたかをくくっていても、利用者の家族の口コミによって、多くの福祉関係者に知れ渡っています。

目はしの効くケアマネは、施設を訪問した折に、提供される介護の質、利用者の表情や整容の状態などを厳しく観察しているものなのです。

健全な施設の稼働率は、一般的に言えば95％です。90％まで低下すれば黄信号、90％を切れば赤信号と言えます。

最近は、特養入所の条件が要介護度3以上になり、施設の利用者の重度化が進行しています。重度化の進行は、利用者全般について医療的なニーズが高いことを意味します。

胃婁や痰吸引のニーズだけではなく、身体的に虚弱な利用者が増加して、インフルエンザなどの感染症にはひとたまりもありません。

また、老衰による自然死の数も増加して、平均在所年数も短くなる傾向があります。そのような中で、稼働率95％を維持することは、容易なことではありません。常に待機者の上位者とは積極的なコンタクトを保ち、待機している要介護高齢者の健康状態や家族の心の準備などこまめにケアを続けておく必要があるのです。

さらに、虚弱な利用者が多いということは、ちょっとした体調の悪化がすぐに入院につながるということです。

利用者の皮膚観察や表情、顔色の観察、呼吸の状態、食事摂取量や排尿や排便の状況などには、細やかで丁寧な観察が重要であるとともに、発熱やバイタルの異常には、間髪入れない速やかな対応が重要です。

発熱を前にして、回復の見込みの明確でない「様子観察」などによる時間の浪費は、命取りにもなりかねません。

介護職と医療職との緊密な連携と情報の共有、チームケアによる観察とケアの継続性の確保など、良い施設ならば当然できていることが実行できていれば、疾患の早期発見、早期治療につながり、入院せずに済む、あるいは入院になっても短期で退院できることにつながってくるものです。

この**稼働率の低下につながる入院患者の削減という課題も、稼働率の健全な維持には重要な要素**です。

利用者が発熱した、下痢をした、吐血したなど、危険な兆候の疾患には、虚弱な利用者ほど罹患しやすくなるものです。その事実を、この利用者はもともと呼吸器が弱いとか腸の調子が良くなかったなど、ケアする側が「仕方がなかった」という姿勢に陥ることは、大変危険な兆候です。

介護と医療の連携がうまく機能していないことは、大切な利用者を常に罹患の危機にさらし、場合によれば生命の危機に陥れることにもなりかねません。

事前におかしな兆候を察知する能力は、ひたすら介護職員の細かな観察力に依存します。利用者とのコミュニケーションが良好に維持できている介護職員ならば、この小さな異変にも敏感であり、チームケアにおいても抜かりなく観察項目を申し送って継続的な状態観察を可能にしているのです。

〝良い職員〟が辞めていくような介護現場では、このケアの継承性がズタズタになっているので、大切な親を預ける家族にとっては、結局、選ぶ施設の良否で親の生命が左右されかねないような危険が生じるのです。

このように、適切な稼働率を維持できることは、稼働率の高さがもたらす収益の恩恵だけではなく、施設の利用者の安心と健康を維持し、安定した稼働率での経営を保持する力となります。

まとめ

適切な稼働率を維持できることは、施設の利用者の安心と健康を維持することにもつながる

健全経営のポイントは、事務費10％、純利益5％にある！

ここでは、もう少し数字の話をしたいと思います。

先に述べた特養の事例で、事務費を厳しく抑え込んでいるという話をしましたが、いろいろな施設の試算表など財務書類を拝見するたびに思うのは、この事務費がきちんとコントロールできている施設や事業所は、押しなべて良好な経営状態にあるということです。

事業費という利用者の生活を支えるための支出は、当然人件費に次いで大きな支出となりますが、一般の企業での流動経費である水光熱費は、介護施設においては、固定経費と考えてよいものとなっています。

なぜならば、水光熱費で大きなウェイトを占めるものは、空調費、厨房での水光熱費、お風呂にかかる水光熱費ですので、これらは節約の対象にはならないからです。

施設においては、空調は我々の一般家庭のように、年間で使用しない期間が長くはないものです。年間では2～3か月ときわめて短く、ほぼ年間通しての稼働とみても差し支えありません。

利用者のオムツ代などの衛生費、医療関係費、健康診断などの費用は、当然節約の対象とはなりません。

ただ、オムツ代に関しては、オムツ外しの活動や利用者ごとの適正な使用の促進によって、大きな節約は可能となります。

全体としては、事務費は10％内、事業費は15％内に抑えることが、一般論として経営的には望ましいと言われています。

財務的には、施設においては、将来に備えた「大規模修繕積立金」を計上しておくことは重要です。

施設というものは、8年を経過したら空調で、15年を経過したらボイラーなど熱源で、20年経過したら外構など建物本体での修繕費が発生してくると言えます。20年を超えるとすべてにおいて、大規模な修繕や設備の更新が課題となります。

このような財源を確保するためには、事務費において、例の人材紹介にかかる人材紹介料が大きな負担になることを強調しておきます。

事務費が大きく膨らんでいる施設の財務諸表では、「業務委託費」名目の人材紹介料が際立っています。場合によれば健全な利益を完全に食ってしまっているケースも見受けられます。

人件費を60％台にコントロールして、事業費、事務費を適正に管理できれば、金融機関への借入金を返済しても、5％の当期収支差額（純利益）を残すことができます。財務的な管理を行うには、この事務費10％、純益5％を大きな目安にしてください。

最近では、職員の負担軽減を図るため、清掃や洗濯、宿直などのサポート業務を外部業

【介護現場の用語解説】

※注４　HACCP　（ハサップ）

国際的な食品衛生の管理基準。日本では平成30年に、食品衛生法の一部が改正されて、近い将来にすべての食品管理業務を負う業者に、HACCPの取得を義務付けるとされています。

者に委託するケースが多くなっています。

食事の提供も、専門の業者に委託する施設が大半ではないでしょうか。これらの委託に関しては、漫然と業者から見積もりを取って、適当に業務を委託するのは決していいこととは思いません。

当然ながら、施設としてきちんと委託するべき内容に関して仕様書を作り、その仕様に基づいた見積もりを取るようにするべきです。

金額が大きいものは、一般競争入札を行うなど厳正な対応が、結局、ムダな経費の節減につながるものです。清掃などは、利用者の居室清掃はどうするのか、職員がするのか業者に委託するのかなど、利用者の利便性やプライベートな空間であることを考慮して、慎重に決めることも重要です。

給食業者と呼ばれる業者は、昔に比べてずいぶん増えました。業者の選定に当たっては、決して見積もり価格の安さだけで決めてはなりません。一番に尊重すべきは、食の安全です。ＨＡＣＣＰ（ハサップ　※注４）に基づかない衛生管理のできない、あるいは中途半端な衛生管理の業者は、あらかじめ要綱に記載して排除すべきです。

ＨＡＣＣＰは、給食業者にも適用が義務付けられることが決まっていますが、具体的な年限が定められていませんので、すでにＨＡＣＣＰを取得している業者から見積もりを取るべきだと思います。

ただ、ＨＡＣＣＰは、資格取得しても適用基準が厳しく、取得業者のコストがやや高めになるのは事実です。

業者の選定で、大いに参考にしていただきたいことは、その業者の沿革を調べて、そのルーツをしっかり確認しておくことです。

特に、給食業者は、仕出し弁当の業者からであったり、病院給食からであったり、学校給食であったりしますから、高齢者施設の食事提供にノウハウと実績を持っている業者を選ぶほうが無難かと思います。

また、給食業者は、基本的に食材の調達過程で利益を得る構造になっていますから、見積もり段階で、冷凍食品の使用比率や食材の原産国などもきちんとチェックしておきましょう。安かろう悪かろうが通る業界でもあるのです。

これまで述べてきたように、**健全経営の大きな要素は、事務費のコントロールにある**ということです。

もし、事務費比率が15％を超えているのならば、間違いなく健全な利益を損なっている恐れがありますので、支出内容の精査が必要です。

また、安定した利益を確保するためにチェックしていただきたいのは、いわゆる**金融費用**です。施設や設備の整備のために、金融機関からの借り入れを行っていると思います。福祉医療機構からの借入金は、なかなか借り換えや金利の変更は難しいですが、市中の銀行借り入れなどは、金利については、変動制でこまめな借り換えによって金利を有利にすることもできます。借入期間の繰り上げ返済なども行えるならば、金利負担を大きく縮小することも可能です。

一般的には、収入の8％以内の元利返済に抑えることが重要なポイントでしょう。

まとめ

一般的に、事務費がきちんとコントロールできている施設や事業所は良好な経営状態にある

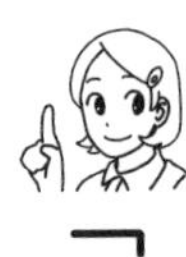

「人が辞めない」労務管理システムとは？

近年「同一賃金同一労働」の実現が、国からも盛んに提議されるようになりました。同じ仕事に従事して、同様の労働時間を働けば当然同一の賃金となる、至極当たり前のことのようですが、介護業界ではいささか混乱があるように思います。

昔の「措置制度」の時代には、短時間勤務のパート以外は、介護職員は公務員なみの「正規職員」採用が当たり前でした。しかし、介護保険制度に移行して、3年ごとの報酬改定においては、国の財政負担の増加から、次第に基本報酬は抑制基調になりました。

それに伴って、人件費を抑制する目的で、職員採用にいわゆる「非正規職員」なるものが導入されるようになりました。正規と非正規を分ける基準というと、「能力と資格」に重きを置いた設定にしているような傾向が見て取れます。

しかし、能力と言っても、その職員の実務遂行の能力や、介護や医療の知識水準などの厳正な評価ではなく、安易に、自施設では、未経験であるとか経験年数が少ないなど、能力と呼ぶには心もとないような基準を、あえて強引に導入してきたような経緯があります。

ある特養などでは、新卒採用の介護職員は全員未経験だからという理由で、非正規職員として、あろうことか給料を時給制にしたところがありました。1年後に、能力を評価して正規に移行できるか判定するのだということですが、半年で全員辞めたということです。

また、新卒であれ中途採用であれ、入職したばかりというのは、能力評価ができないという理由で、全員非正規の「契約職員」として1年の雇用期間を設定するところもあります。

しかし、中途採用者には十分な介護経験や介護福祉士などの資格を持ち、いわゆる即戦力となる人材もいます。

新卒者でも、大学を卒業して、専門学校に学び、介護福祉士だけでなく、社会福祉士や精神保健福祉士などの高度な資格を取得してくる者もあります。

それをすべて「未経験者」という範疇に入れて、「契約職員」として不安定な身分に置き、明確に正規職員とは差別された低い賃金が支給されている実態こそ、介護業界全体が低い給与水準にある元凶の一つになっているのではないでしょうか。

きちんと整備された能力評価の基準も持たず、自施設での経験年数という不合理で頼りない能力評価では、優秀で意欲のある職員は決して救われません。

現場での優れたパフォーマンスの評価さえ受けられず、正規職員への登用には、不条理な階梯が設けられて、現実の正当な能力評価の機会を奪われた〝良い職員〟は、明らかに絶望して辞めていきます。抜擢すらしない硬直化した施設のやり方に対しては、絶望を深めてしまうだけでしょう。

同一労働時間で、同一の職責と内容を伴った勤務実態のある職員は、正規と非正規の差別をやめ、直ちに正規職員として正当な評価と待遇を用意すべきです。

〝良い職員〟が辞める土壌は、まずその不安定な「契約職員」などの身分です。定められた身分は低い給与を強いられ、パフォーマンスや現場での能力、実績は正当な評価の対象外とされて、いくら利用者に良質な介護を提供していても、置かれた立場の不安定さと不条理な待遇は、結局モチベーションを下げさせ、まさに直接的な「辞める」行動に追い込んでいきます。

「契約職員」の低い給与は、実は最低賃金をベースに設定されていたり、正規職員とは年間休日数などの福利厚生面ですら差別されている事業所もあるのです。

「人が辞めない」職場とは、能力や実績がストレートに評価され、堂々と正規職員として活躍できる土壌と、意欲のある者が自由に提案やパフォーマンスを発揮できる闊達（かったつ）な職場なのです。「同一労働同一賃金」の在り方とは、不条理な「非正規職員」をなくし、能力や実績に応じて正当な身分と待遇を公平、公正に保証できる職場に導くことでしょう。

まとめ

「人が辞めない」職場は「能力や実績がストレートに評価される職場」であり、「堂々と正規職員として活躍できる土壌と、意欲のある者が自由に提案やパフォーマンスを発揮できる闊達（かったつ）な職場」のこと

「人を辞めさせない」職場にするためには ハラスメントなどへの対応力を強化！

労務管理の重要な課題の一つは、最近しばしばマスメディアを賑わせるハラスメントの問題です。介護現場でのハラスメントは、大きく2分されます。それは、職場における職員間のハラスメントと利用者、家族などから受けるハラスメントです。

「人が辞める」介護現場には、残念ながらこのハラスメントが大なり小なり存在しています。ハラスメントが原因で、メンタルを病み、「うつ病」や「抑うつ状態」、「適応障害」などの診断書を提出して休職、数カ月の療養を経て、結局退職に追い込まれる良心的な〝良い職員〟が後を絶ちません。

労務管理の重要なポイントとなるものは、この「ハラスメント」と「メンタルヘルスケア」です。

介護現場で起こるハラスメントは、セクハラ、パワハラ、モラハラが多いように思います。女性職員が多い介護現場では、セクハラを経験した職員が多いと聞きます。

セクハラを行う「加害者」となるのは、主に男性職員で上司、そして男性利用者です。指示命令を下す立場を悪用して執拗に食事などに誘う、身体的な特徴を他の職員の前で言う、髪形や容姿をことさら噂にして反応を楽しむなど、悪質なものが絶えません。

介護現場にかかわらず、「職場にとって働き続けて欲しい良い女性職員」の立場を守り、辞めない風通しの良い職場環境の整備が急がれます。

ハラスメントを防止するためには、次のことが必要となります。

ハラスメントの内容とその悪質性を暴いた啓蒙活動と防止研修会の実施

ハラスメントを受けたときに訴えたり、相談ができるような内部と外部の相談窓口の設置

ハラスメント事象を審議して、対応、対策を講じる第三者を入れた委員会の設置

特に介護現場は狭い職域ですから、ハラスメントの加害者と被害者がしょっちゅう顔を合わせることがあります。

また、被害を内部で訴えても、加害者に内容が伝わってしまうこともしばしばです。そこで、外部の社労士などの専門的な相談窓口の設置と活用は重要です。

相談を受けた社労士が、事業所の責任者や施設長などに、被害者を保護する措置が取れるよう適切なアドバイスができること、第三者による加害者への事情聴取の速やかな実施を保障することなどが、すぐに整備するべき内容ではないでしょうか。

深刻なハラスメントに対して理事会や役員会などにも上程できるよう、役員たちへの啓蒙活動や役員研修も重要です。ハラスメントの加害者が、例えば施設長などのトップマネジメントのケースも現実に起きるわけですので、理事会や役員会の役割も重要と言えます。

ハラスメント対応と並行して、被害者を保護し、救済すること、職場復帰を促進するために、被害者のメンタルヘルスケアの体制も重要な要素と言えます。

できれば、精神科や心療内科のクリニックなどと提携して、本人が職場や同僚に知られることなく相談や受診ができる体制を整備すべきです。

ハラスメントを受けた被害者は、職場復帰できてもフラッシュバックや他の職員の目線などが気になって、再び休職などの事態に追い込まれることもありますから、施設長や介護リーダーはメンタルヘルスケアへの細心の気配りや声かけができるよう、しっかりと研修で学ぶことが必要です。

最近では、従業員への安全注意義務が施設長や介護リーダーの重要な責任とされ、メンタルヘルスケアへの積極的な配慮が義務化されています。メンタルを病んでいる従業員に対して、管理者が受診を薦めるなどの適切な声かけができなかった場合、労災の適用や深刻な事態になって職場が訴えられたりして、結果的に施設側が敗訴したという事例もあるくらいなので、管理者は積極的に情報を収集して、学んでおくことが何より重要だと意識してください。

それでなくとも、最近の介護現場では、メンタルを病んで休職や退職に追い込まれる職員が増加しています。

職場内の人間関係は、外から眺めるより複雑で、特定の職員で独特のグループを形成していたりして、管理者の業務指揮よりも自分たちの利害や都合を優先してしまい、利用者本位の介護を意識して黙々と頑張る介護職員などを標的にして、自分たちの業務を押し付けたり、ミーティングでのまじめな提案を黙殺するなどの妨害行為をする、利用者に関する重要な情報を申し送らないなどの問題行動を起こしていることがあります。

それらは、うまく〝仲間うちだけで連携〟しているので、施設長や介護リーダーに知られないように巧妙に行われています。

本書で何度も述べてきた〝介護ボス〟のような、ある意味ではわかりやすい存在ではなく、入職3年から5年の中堅職員か業務の中心的な職員が、自分のグループを中心に職員たちをけしかけるように、正当な業務指示を無視したり、自分たちに組みしようとしない〝良い職員〟を孤立させようとしたりするのです。

前述しましたが、辞めていく〝良い職員〟は、心の叫びとして、「二度とこの人たちとは一緒に仕事をしたくない」というせっぱ詰まった思いをぶつけてきたのです。介護マネジメントを行う側としては、このような〝良い職員〟をここまで追い詰める前に、適切な手を打たなければなりません。

利用者の生活支援よりも、自分たちの利害を優先させる行為は、職場や管理者に対する不信や反発が引き金になっていることが多いものです。

施設長や介護リーダーは、常に目立たない、まじめに黙々と業務に励む職員たちの表情の変化に、しっかりと注意を払ってください。嫌がらせや妨害行為がいかに巧妙に仕組まれていても、兆候やそれらに対するリアクションはあるものです。

指示事項が十分に徹底していないと感じられた場合は、ユニットやフロアの職員の個人面談をこまめに実施するなどの対応を心がけて欲しいと思います。また、ときにはグループ外の職員から、情報提供がある場合もあります。

このような事実や実態を把握したときには、当事者からの聞き取り調査を行って、断固とした処置を講じてください。あいまいな態度や口頭注意程度の処置では、決しておさまることはありません。必ず、陰で「裏切者」への報復など陰湿な行為に及ぶことは目に見えています。大胆な人事異動を行うなど、出来上がってしまったいびつな人間関係にメスを入れ、風通しの良い風土づくりに舵を切っていただきたいと思います。

そして、原因となった現場での誤解や反発がなぜ起きたのか、施設長や介護リーダーは真剣に調査と分析を行って、再発防止と風土の改革に乗り出してください。

〝良い職員〟は、逐一これらの施設長や介護リーダーの対応と処置の一部始終を見守っているものです。〝良い職員〟を辞めさせないためにも、介護現場のマネジメントを行う者は感性をフルに発揮して、彼ら彼女らへの良好なメッセージを発信できるようであって欲しいものです。

まとめ

パワハラやセクハラなど、職場の人間関係を破壊する事態が生じた場合、管理者は、当事者からの聞き取り調査を行って、断固とした処置を講じる必要がある

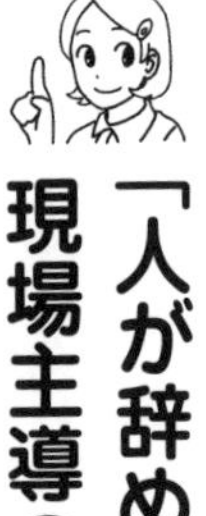

「人が辞めない」現場を作るには現場主導の介護マネジメントが必須条件

ここでは、「人が辞めない」ために、理事長などのトップマネジメントがなすべき、法人、事業所の「構造改革」について、述べてみたいと思います。

社会福祉法人にとっては、２０１７年に社会福祉法の改正が行われ、

・ガバナンスの強化
・財務の透明性の確保
・地域への社会貢献

などを柱とした改革が行われました。

私も当時は、社会福祉法の改正に合わせて、ある社会福祉法人の定款変更などの作業に携わりました。

改正によって、社会福祉法人にとっては、理事会や評議員会など大きな改革が行われました。

理事会は議決機関から職務執行機関に変わり、評議員会は諮問機関から法人の最高の議

決機関に変わりました。

理事長の職責が明確にされ、法人の代表権を持ち、1人の理事に過ぎない地位から理事会を代表する存在になりました。

それに合わせて、役員報酬規程も明確に定められ、定款を含めて情報公開する義務も定められたのです。

私は、理事長の代表権の明示とともに、理事会が職務執行機関として位置づけられたことにより、予算、補正予算、決算を軸に年間数回の理事会で、取り立てた意見も出ない形式的で形骸化した「意思決定」の実態が、少しは改善するものと期待しました。

また、評議員会も同様に議決機関ですから、地域代表などというあいまいな諮問機関から、福祉の専門家も参加した福祉課題や、経営に関しての議論のできる議決機関への変化を期待したいところでしたが、相変わらず、理事では年1〜2回程度施設に来ればよいほう、評議員はまったく姿形も見ないという体たらくでした。

どこの法人でも同様のようです。せっかく、役員報酬規程も定められ、定款とともに公開されていますので、少しは、役員、評議員としての自覚ある行動を期待しましたが、改定前と変わることなく、名誉職か名義貸し的な実態のない経営層となりました。

ここに、社会福祉法人という制度の持つ限界と制度疲労を感じざるを得ません。

施設や介護事業は、日々動いていますし、厚労省からは様々な通達や通知が発出されて、常時経営的な判断や新たな政策の提議が要求されているにもかかわらず、理事会は職務執行機関としての機能をまったく果たしていません。

結局のところ、意見や提言のほとんど出ない理事会、評議員会は明らかに無用の長物と化しています。

現実的に、介護施設や介護事業にとっては理事会、評議員会の存在を必要としません。彼らの関与なしに、事業は収益を上げ、様々な課題に対処しています。施設長の判断で事業は回るのです。

むしろ、国の政策や介護事業の直面する課題に疎い理事や評議員に対して、いちいち会議を開いて決議を仰がなくてはならない現実を考えると、問題の解決をいたずらに遅らせる桎梏（しっこく）ですらあります。

厳しい介護業界をめぐる環境を考えると、いち早い決断と行動が要求される現実は、施設長に実際上の経営者としての経営指揮を執らせ、現実の課題に対処していくことのほうが賢明なように思います。

このように、大胆に現場に経営指揮権を委譲して、直面する課題に対処していくことのほうが現実的な経営判断であるように思います。

理事会や評議員会は、むしろ、長期的な展望に関与して、新規の事業の立ち上げや事業展開の戦略立案に携わり、将来的な事業計画に特化してもよいように感じています。

日々変化する介護事業に疎い理事、評議員は、いわゆる社外取締役のような役割に徹して、現場に関与せず、法人、施設がとる事業のチェック機能に特化するべきでしょう。

中長期的な事業計画や政策は、理事の中から、常勤で執務する業務執行理事や常務理事を選任して、プロジェクトに対応させるような現実的な対処が必要かと思います。

ただでさえ、現場の状況には疎い理事長は、現場の人事には関与せず、施設長以外の重要な人事権は施設長に委ねて、より機能的な、能力優先の人事に徹底してみるのも方法ではないでしょうか。

いずれにしても、制度疲労の進行している社会福祉法人制度は、各種の全国団体の提起する方針を見るまでもなく、国の福祉政策に対して無力であり、受動的な対応でしかありません。

現在の人材不足に関しても、福祉の給与水準は低くはないなど言い訳に終始して、人材開発と若者たちに夢と希望を与えるような提言が、まったくと言ってよいほどできていません。

もはや社会福祉法人は、社会福祉の唯一の担い手ではなくなっているのかもしれません。制度は60年を超え、社会福祉法の大幅な改正をもってしても、旧態然とした法人運営の在り方を変えられない現実は、制度の終焉すら感じさせるのです。

先ほど、マスメディアに取り上げられましたが、静岡の社会福祉法人が、経営する特養3施設の事実上の閉鎖と職員への給料不払いを発表しました。

人材の確保や良い施設づくりを怠った経営陣の無能は、この制度の無力さを露呈したのではないでしょうか。

もはや、特養ですら潰れる時代となったのです。

大胆な法人改革の発想なしには、介護業界を取り巻く厳しい現実を切り開いていくことは不可能なのかもしれません。

まとめ

現場の状況には疎い理事長は、現場の人事には関与せず、施設長以外の重要な人事権は現場を熟知した施設長に委ねて、より機能的な能力優先の人事に徹底することが新しい時代の介護マネジメントには必要

第7章
「人が辞めない」介護現場を作る絶対ルール

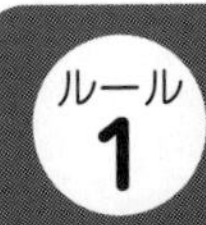

「人が辞めない」職場環境づくりは、施設長・管理者の責任で行う

●職場環境の改善の成否は、介護現場をマネジメントする者の責任

「人が辞める」介護環境とは、どういうものでしょうか。これまで、職場環境の問題にしばしば触れてきましたが、ここでは責任を含めてきちんと整理しておきたいと思います。

介護現場における職場環境とは、ずばり人間の環境です。働きやすい職場環境とは、人間関係が円滑で、明朗なものです。いわゆる風通しの良い職場環境のことです。

介護の現場で働く介護職員たちは、年齢も資格も経験も様々であり、きちんとした職場規範と業務指揮の体制が整備されていないと、いびつな人間関係の形成につながります。

介護という対人援助を基本とする業務は、利用者の反応や態度、心身の状態によって様々なストレスにさらされる特徴がありますが、そのストレスへの対処方法は職員によっていろいろ異なります。受けたストレスを、同じ職場内の人間に向け合えば、たちまちいびつな人間関係になるのです。

介護の仕事は、病院などの医療機関と違い、資格の違いが発言力の違いとなって現われるということはありません。病院では、医師を頂点として、看護師、臨床放射線技師、薬剤師、臨床検査技師、臨床工学士、社会福祉士、事務職員という明確なピラミッドが存在して、会議などの場においても、発言力がそのまま反映しています。

それに対して、介護の仕事は、介護福祉士も看護師も、さらにはケアマネも管理栄養士もすべてフラットな関係で、会議の席に着くことができます。自由闊達に利用者の処遇などについて発言し、意見を戦わせることができる素晴らしい一面を持っているのです。

●声の大きい者が優位に立つ介護現場は利用者を差別するリスクを秘めている

しかし、現実の介護現場では、2級ヘルパーの先輩職員の発言が、勤務年数の浅い介護福祉士の発言より重きをなすことなど、しばしば起きています。上位の資格が必ずしも優先はされないのです。平たく言えば、「声の大きい者が優位に立てる」現場でもあります。「声の大きい者」の発言が優先されることに怖さを感じるのは、介護において、利用者に対して、いわれのない差別が持ち込まれる可能性があるからです。

利用者に対する差別は、特に認知症の方に集中します。私が、現場で経験した職員による利用者差別は、「徘徊」する、他の利用者の居室に勝手に入っていく、職員への介護抵抗があるなど、職員にとって手を焼くような、迷惑行動を取る認知症の利用者に集中していきます。

「あの人は、どうなっているのよ。誰があんな人を入居させたの？」といった不満から始まり、様々な行事や、フロアやユニットで提供するサービスの対象から意識的に認知症の利用者を外す、申し送りにおいてもおざなりな情報しか報告しない、何かの折には「あの人は別だ」というのけ者にするような行動が見られます。

こうして、その認知症の利用者が、差別を受けるだけではなく、別の利用者においても、「寝たきりで動けない」「イベントに誘っても意味がわからない」などの様々な勝手な理由をつけては利用者を選別して、自分たちが組みしやすい利用者とそうでない利用者に分けていくような現場を見たことがあります。こうして、不適切ケアがはびこり始め、介護現場は崩壊していくのです。

このような現場に、本書で何度も登場する、職場の破壊者である例の〝介護ボス〟が力を持ってくるのです。介護ボスは、自分たちの「派閥」を作り、手抜きと横着の介護を自分たちに都合のいいように正当化し、まじめに介護に取り組もうとする〝良い職員〟を孤立させ、提案や注意を封じ込めて、最後にはとうとう退職に追い込んでしまいます。

このような状況を防止して、人間関係のゆがみを生じさせないためには、施設長の適切な介入と介護リーダーなど業務指揮者の存在が重要です。とりわけ、日常の申し送りがいい加減になり、その場しのぎ的な乏しい内容になっていないかにチェックを入れ、介護リーダーが一日の業務分担と業務の進捗状況に目を光らせながら、職員の動きをしっかり見守ることです。

ミーティングではすべての職員に発言を促して、「よい職員」の提言や提案、利用者の観察報告などには、間髪を入れない反応で対応する臨機応変さが重要ですし、消極的な発言者には個別面談などを設定して、徹底した指導を行うべきです。

●施設長は、介護職員の負担軽減を図ることに努力を！

介護職員は、直接的な利用者の介護だけではなく、いろいろな業務分担や役割を割り当てられていて、日々の多忙さに追われています。まして、人員不足や職員の退職などで、一層の業務負担増にも見舞われています。

個別ケアを実施するには、この役割分担や全体の業務負担増とのバランスを測りながら、工夫を凝らして利用者への寄り添いを心がけなければなりません。しかし、なかなか自分の仕事に専念できる環境には恵まれないような厳しさの中で、どの介護職員も、自分が担当する利用者とのコミュニケーションの機会を作り出すことに腐心しています。

個別支援計画に盛り込まれた観察項目や支援内容の実施を意識しながら、休憩時間も惜しむような献身的なケアを心がける介護職員もたくさんいるのがよくわかります。

このような職員は、まじめで良心的であればあるほど、業務と仕事のはざまで苦しんでいます。介護現場はチームプレーで成り立ちますから、自分の行動で他の職員には迷惑をかけられないということを実感として理解しています。そのような中で、自分にプレッシャーをかけながら、日々走り続けているのです。

私は、介護職員は他の職種の人たちと比べて、おしなべて優しい人間が多いと感じています。人間としての優しさが、人の役に立つ仕事がしたいという思いにつながり、介護という仕事を選ばせているように思えるのです。

ですから、他人への様々な配慮を繰り返すうちに、次第に心が疲弊して、ある日ぷつんと切れる、いつの間にかメンタルを病んでしまい、最後は「辞める」決意に追い込まれていきます。私は、特養の施設長の時代から、何人もの退職希望者を引き留める面談をしてきましたが、残念ながらほとんど引き留めに成功していません。実績やパフォーマンスを評価し、期待度の強さを熱心に伝えても、翻意に至らないのが現実です。

言い換えれば、「辞める」意志を伝えてきたときには、それだけ強い決意を固めてしまっているのです。そこまで、現実の過酷さが職員を追い込んでいたのかと、改めて実感させられるのです。

このような悲劇を防止するためには、施設長や介護リーダーにとっては、職員の抱える様々な負担の軽減を図る努力が重要になります。

前述したような、法人や事業所が提出を求めてくる年間の個人目標の提出や様々な調査への協力といった業務以外の負担が、どこの職場においてもあるものです。また、年間の事例発表や個別支援計画のモニター報告や新たな支援目標設定などの文書の作成業務も結構時間を取るものです。

施設長などの管理者の役割は、いたずらに負担の軽減を図ろうとしても、なかなか成果は上がりませんので、業務と仕事の中身について、優先順位がつけやすいように職員にアドバイスをすることが大切だと思います。

利用者と関わるシーンにおいては、人間関係における重要なタイミングがあります。どのようなアプローチがよいか、利用者が希望する事柄が実現困難なときには職員は大いに悩み、アプローチが重くなるときがありますが、そのような場合にこそ、職員が相談しやすい人間関係を築いておくことが重要です。

真摯な相談を受けられることも、職員にとっては大いに精神的な負担の軽減につながります。忙しく立ち回る同僚にはなかなか相談するタイミングを取ることが難しいですが、上司から積極的にアドバスを兼ねて、「何か問題はないかな？」といった声かけがあると、案外スムーズに、今抱えているホットな問題の相談ができます。

このような相談のタイミングが図れる関係性の構築は、職員間で〝介護ボス〟などからの陰湿ないじめ行為に、施設長や介護リーダーが容易に対抗することも可能になります。適切な施設長などの介入は、現場での正常な人間関係への復元にとって大きな力となります。

介護現場における職場環境を作るのは人間なのですから、施設長は、良好な人間関係を維持することに、最も力を注がなければなりません。ときには、ハラスメントのような事象にも出くわすこともあり得ます。

ハラスメントは何も上司からだけではありません。同僚間でも、先輩後輩などの力関係の強弱があれば、発生してきます。嫌がらせや無視といった行為は、目立たないように行われるので、被害者本人からの相談がなければ発覚しないことが多いものです。

さらに、昨今は、利用者からのセクハラやパワハラもあり、ときには利用者からの暴力行為なども目立つようになってきました。

女性職員の多い介護現場では、入浴介助の現場や利用者の居室など、一対一の対応時や密室状況の中で、男性利用者からハラスメントを受けています。相手が利用者であり、問題化させれば、利用者の退居などに発展したらどうしよう？　などと職員は悩んでいます。

しかし、**利用者の人権が守られなければならないと同等に、職員の人権も守られなければなりません。**施設長は、このような情報にはいち早く反応して、徹底して職員を守ることが何より重要です。ハラスメントを受けた職員は、メンタル的にも傷ついており、職員の心のケアにも十分な気配りを行うべきです。

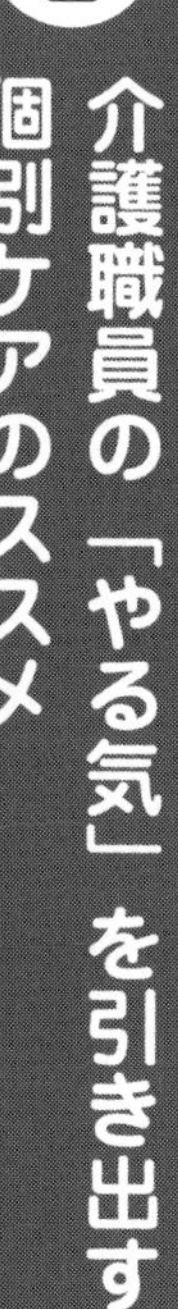
ルール2
介護職員の「やる気」を引き出す
個別ケアのススメ

まだまだ、集団処遇的な介護の考え方が強く残り、職員本位の介護が、施設、在宅を問わず行われていると感じます。ここまで、集団処遇的な介護の問題点を述べてきましたが、ここではきちんと克服できる方法について述べたいと思います。

●介護の基本は、「個別ケア」から始まる！

国が定める介護施設の人員配置基準は、3対1となっていることは周知の通りです。しかし、現実の介護現場では、3対1では業務が回らず、それ以上の配置となっているところが大半です。ユニット型特養では、2・5対1や2・25対1などの密度のより濃い配置を行っているところも数多く見受けられます。

なぜ、人員配置基準の話から始めたかと言いますと、3対1こそ集団処遇を導く原因であり、綿密に考察しておく必要があるからです。人員配置基準は、言うまでもなく利用者3人に対して直接処遇職員1人の人員が配置されているということです。

1人の職員が3人の利用者を見るということは、一見それほど困難なことのようには感じないでしょう。しかし、介護の仕事は24時間、365日切れ目なく続くものです。日中の活動時間帯もあれば、夜勤帯のように利用者が静かに休んでいる時間帯もあります。

また、介護職員も人間ですから、当然休日も必要です。介護業務というものは、1日を通して、平均的に人員が必要なわけではなく、きわめて緩急のある仕事なのです。とりわけ、朝の離床介助から朝食の時間帯は業務の密度が濃く、また入浴の時間帯も同様です。ところが、午後はおやつの時間帯までは、利用者は居室や自分のベッドで過ごされることが多く、デイホールも閑散としていることが多いものです。

3対1の人員配置の中で夜勤を回していくので、夜勤者は入りの人、明けの人、公休の人が重なり、毎日明けと公休の2人は勤務配置からは外れることになります。つまり、配置人員から毎日2人の職員がマイナスなのです。さらに、残りの人員で早出、日勤、遅出の3シフトに分かれますので、各シフトの人員はきわめて少なくなるわけです。

例えば、利用者21人のフロアでは、基準配置では常勤換算（※注5）では、7名の配置となりますが、うち2人は、前述の通り、明けと公休で日勤帯以降不在です。残りの5人で早出、日勤、遅出の3シフトに分かれることになり、1人か2人で各シフトを担うぎりぎりの状態となるのです。そこに、有給休暇の取得者が出ようものなら、たちまちシフトは回らないということになってしまいます。

ご覧いただいたように、3対1の基準配置がいかにタイトで、非現実的なシフトとなるかおわかりいただけたかと思います。早出、日勤、遅出のシフトが重なるコアな時間帯で、人員を確保して入浴介助や食事介助などを入れ込みますので、どうしても時間軸で業務を

【介護現場の用語解説】
※注5　「常勤換算」

1日の勤務時間を8時間と設定した場合、8時間をフルで働く人員は 1.0 とカウントします。非常勤で1日4時間勤務の人は、フルタイムの人の半分ですから、常勤換算 0.5 となります。国の配置基準は、頭数でカウントするのではなく、このケースでは、8時間勤務の人7人分の労働時間の合計で換算することを常勤換算と呼びます。ですから非常勤の人が多いと人員数は当然7人より多くなります。

組み立てる必要性が生じてくるのです。

当日欠勤者が出ようものなら、時間帯によっては、3対1の基準配置の人員が確保できないことも生じます。ですから、そのすき間をうめるために、また人員の多くかかる入浴や早朝の忙しい時間帯にパート職員を配置して、人員配置を守るということが常態化しています。

したがって、忙しい時間帯や入浴介助などに、生活相談員やケアマネまでもが応援に入ることもしばしばなのです。この人員配置では、排泄介助の個別ケアは成り立ちません。だから、オムツカートを押して、関われる全員で一斉にオムツ交換を行うというような業務の在り方が定着してきたと言えるのです。

ユニットケアでは、さらにユニットごとに人員が分散しますから、とても3対1ではシフトが組めず、2・5対1のような厚い職員配置が必要になります。施設によっては、日勤の配置をなくして、早出と遅出の2シフトにしているところもあります。効率よく個別ケアを実施するためには、2シフトでコアな時間帯を長く確保する必要があるからです。ご覧のように、国の定めた3対1の人員配置基準では、集団処遇の介護がなぜ生まれてきたのか、その必然的な原因がおわかりいただけたと思います。

個別ケアの考え方は、一人ひとりの利用者のニーズに細やかに対応することにあります。集団処遇のように、時間軸で業務を組み立てることをしませんから、常にフリーで動けるような勤務体制の構築が必要になります。当然ながら、1人きりのシフトになれば、個別の対応をしているときには、他のユニットやフロアの利用者への対応が不可能になります。そこで、どこでも人員を増員して、2・5対1や2・25対1のような多くの配置となります。見てきたように、決してこのことは贅沢な人員配置などではありません。

円滑な業務の進行を保障するためには、パート職員やサポートできるフリーの職員の配置がどうしても必要となるのです。そのためには、より多くの人員の確保は必然的な要求でもあります。まして、このような状況の中で、「人が辞める」という事態は、現場が崩壊するような危機と言っても過言ではありません。

3対1基準の人員配置が、いかに利用者本位の介護をさまたげるものか、理解していただくのはさして難しいことではないと思います。集団処遇の介護は、一斉のオムツ交換の業務に見られるように、排泄の有無にかかわらず、全員の利用者を対象にした不合理なものです。やり方によっては、本人の意思を無視した、非人間的な介護になる可能性があります。この一事を取り上げただけでも、集団介護的なケアの在り方は、もはや時代にそぐわない不合理なものと言えると思います。

おそらく、良心的な〝良い職員〟は、このような集団処遇の介護と時間軸で追われるような業務の実態に心を痛め、自分が担当する利用者との希薄なコミュニケーションの状況に、諦めと絶望感にさいなまれていても不思議ではありません。

「辞める」理由には、「自分のしたい介護ができないから」ということが現実にあります。利用者との薄い関わりの中で、あれもしてあげたい、これもしてあげたいなど様々な思いを巡らしても、現実の介護現場ではそれをさせてもらえない。施設長や介護リーダーに訴えても「人が足らないから手が回らない」というような返事しか返ってこないとしたら、これは十分に「辞める」動機になるのです。

それらを回避して、利用者本位の介護をめざすには、個別ケアへの移行が絶対に必要となります。仮に3対1の人員配置しかできなくても、機械的な人員の配置を辞め、能力本位と意欲、経験を十分に考慮した賢い人員配置が実現できれば、1・0が2・0にも3・0にもなってくる可能性があるのです。

介護の基本を集団処遇から個別ケアに軸足を移し、有為な職員の能力と意欲を最大限に引き出すことによって、〝良い職員〟に夢と希望をもたらすこと、現場が活性化することがきわめて重要です。介護現場をマネジメントするトップである施設長が、現場の実態を誰よりも敏感に感じ取り、積極的なリーダーシップを取って、利用者のニーズと自己実現の要求に応えうる、個別ケアの実践を進めていく気概を示していただきたいと思います。

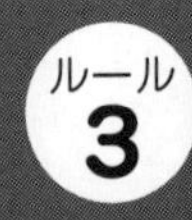

「働きがい」を作る施設長・管理者の労務管理の進め方

●労務管理のポイントは、職員の安全と健康をいかに守るかにある！

近年、職場における労務管理の重要性は、大きく変化してきました。

例えば、労災の適用なども基本的に労働者重視の観点から労働者の訴えが認められやすくなったと言われます。

労働法規の改正や労働裁判の判例も、労働者本位にどんどん変わってきていますので、施設長や管理者として介護現場の労務管理に携わる立場になれば、それらのトレンドに敏感でなければなりません。できれば、最新の労務管理セミナーなどにはこまめに足を運んで、情報と知識の収集を心がける必要性が高まっています。

現実に、過酷な残業や業務ストレスから心を病んでうつ病となり、しばしば仕事を休んだり頻繁に遅刻を繰り返していた社員が、突然自死に至ったケースがありました。

その結果、家族から職場の労務管理者が裁判所に訴えられ、裁判所の判決では、異変に気付きながらも病院受診を勧めなかったという理由で有罪になった事例もあるのです。要するに、この管理者は従業員に対する**安全注意義務を怠った**ということなのです。

介護の職場は、まさにストレス性の高い職場ですから、この事例を対岸の火事として捉えてはならないのです。現実に、精神を病み、うつ病や適応障害などの理由で休職や退職に追い込まれる職員の多さは、目に余るものがあります。

また、人員の不足などによって、業務密度や忙しさが過酷となり、介護職員が転倒による骨折やその他の傷病に遭うケースが増加しています。いわば、労働災害が介護の職場では増加傾向にあると思ってください。

さらには、利用者の移乗や離床、着床の介助で、腰に負担が継続的にかかり、慢性的な腰痛症や椎間板ヘルニアなどになる職員も絶えません。介護職員の身体の安全と精神の健康が脅かされている現実が、ここまで切迫していると言っても過言ではないと思います。

これらはまさに介護現場の危機と言ってもいいと思います。職員が安全、安心に働けない職場では、傷病のために、心ならずも「辞めていく」職員が生まれても不思議ではありません。労務管理とは、職員の勤怠に関わることを当然その範疇にしていますが、今日では、勤怠管理よりも安全管理に重点が移っています。

腰痛予防を現場任せにすることなく、移動式の移乗リフトを導入する、排泄介助のアシスト機器を採用する、スライディングボードなどの負担軽減機器を使用するなどの、主にICTを活用した積極的な取り組みを提案するなど、施設長や介護リーダーには重要な職責があります。これからの介護現場は、安全が何より優先するぐらいの考え方が肝要なのです。

そのことに引けを取らない重要な取り組みは、メンタルヘルスケアの取り組みです。繰り返しますが、介護現場はストレス性の高い職場です。業務の煩雑さや忙しさは、介護職員にストレスを蓄積させていきます。

特に、最近の特養は利用者が要介護度3以上の入居条件となって、重度化が一層進行しています。重度化の進行とは、コミュニケーション能力の低い利用者が増加することを意味します。寝たきりで失語であるとか、重い認知症によってコミュニケーションがスムーズにいかないケースでは、介護職員は強い忍耐力と粘り強い努力によって、介護を円滑に進めようとしています。

ストレスの負荷に加えて、職員間の連携や人間関係に対する気配りの必要性が、介護職員の心を次第に蝕んでいても不思議ではありません。職員がメンタルダウンする前に、適切な対応が要求されます。

施設長や介護リーダーなどの管理者は、部下である介護職員たちとのコミュニケーションの頻度に、特に気を配る必要があります。おそらく、どこの施設や事業所でも、年間に数回、主として人事考課目的の面談を実施していることと思います。

しかし、人事考課目的などでは双方が構えてしまい、本音での話し合いにはなかなかなりません。

また、テーブルをはさんでの対面式の面談では、お互いの表情を伺うなど目を見ての緊張した話になりやすく、聴きたい事柄には話題を向けにくい状況になりがちです。

できれば、**お互いに横並びに座り**、「良く眠れているか？　食欲はあるか？　休日には自分の好きなことができているか？」という「労務管理の要点スリーポイント」の質問を投げかけるのが好ましいでしょう。

また、施設長を先頭に管理者は、職員の出退勤の表情や介護現場での動きが重そうで緩慢ではないかなどを、しっかりと観察することです。そして、何か異変を感じ取ったら、間を開けずに個人面談を設定すべきです。

ストレスや不満は、しばしば、吐き出すことでかなり軽減されると言います。施設長や介護リーダーは、良き聞き役を果さなければなりません。活気がない、話し方が散漫などの兆候は、メンタルダウンのサインでもありますので、精神科や心療内科の受診を積極的に薦めてください。

同時に、メンタルヘルスケアのためのクリニックと契約をして、職員に周知しておき、職員が知られることなく受診できるような環境整備も必要かと思います。

●「働きがい」を演出する労務管理とは？

私は、前に、介護現場には人事考課はそぐわないという趣旨のことを述べました。なぜこのようなことを述べたかというと、結局、人事考課では、絶対評価の採用では不都合が多く、多くの職場では相対評価を採用しているからです。

人事考課は、言うまでもなく職員一人ひとりの実績やパフォーマンスを評価して、給与や賞与に反映させるものです。人を評価するのに、「よく頑張っている」「頑張っていない」などの主観的な基準などは適用のしようがなく、最終的には、数値化とランク分けによる分類に頼らざるを得ないというのが現実的になっているからです。

しかし、介護の実績やパフォーマンスほど、数字になじまないものはないと思うのです。数字で言えるのは、せいぜい、要介護度が1ランク向上したなどの数字しかありません。

なぜ、介護の仕事は数値化に馴染まないかと言えば、結局、**介護の成果というものが、利用者の満足度にある**からです。利用者の満足度とは、実際に主観的なものであり、重い認知症の利用者のように自分の意思を正確に表現できない利用者もたくさんいます。

介護職員の良好なパフォーマンスが必ずしも正確に表現されず、また、24時間連綿と続くチームケアである介護の性格から見ても、個人の評価は絶対に数値化できないと思えるのです。

それでも人事考課を実施するのは、結局、経営的な都合、昇給原資の財源の問題などがあるからです。せいぜい、遅刻回数や欠勤日数などの勤怠成績ぐらいしか数値化できないところに、無理やり個人の評価として数値評価やランク分けを持ち込むのは、かえって職員間に不公平を持ち込むのではないでしょうか。

介護の現場で優れたリーダーシップを発揮して、介護事故を減少させた、細やかな観察と気配りで入院を防止したなど、優秀な職員には、それこそ、キャリアパスなどに沿わせて、リーダーに抜擢するなど目に見える形で評価に代えるべきです。

また、ユニットやフロアで、事故件数が大きく減少した、入院患者を出さないなどの実績は、ユニット全体の成果であるので、ユニットメンバーが公平に評価を受けられるものでなければなりません。

大切なことは、限られた昇給原資や賞与の原資を、公平に配分する基準を設けることです。職員にとって、Aさんは評価4で、同じようにユニットで勤務しているのに私は評価3だ、何が違うのかといった疑念を持たれるような采配は、それ自体不公正だということです。

職員みんなでともに上げた成果を、個人別に3だ、4だ、Aだ、Bだと言われれば、職員のモチベーションは上がらないばかりか、「やってられない」という感情的な反発につながります。介護職員は、様々なパフォーマンスで施設や事業所に貢献しているのです。

1人の利用者をきちんと「看取り」ができたというだけでも、素晴らしいパフォーマンスだというような評価ができないものでしょうか。

人事的な評価は、必ず「働きがい」につながらなければ意味がありません。介護職員は、必ずしも、給与の高さにこだわっていません。それよりも、時宜に適した正当な評価を求めているのです。

「働きがい」は、小さな貢献でもみんなの前で称賛を受けられた、利用者や家族から心のこもった感謝の言葉がもらえたということに現れて、施設長がそのことをきちんと認証してくれたという信頼関係の積み上げでもあります。

私は、SやAの優れた評価を与え、それに伴う給与のアップでもきちんと応えた職員が、「働きがい」を感じないと言って、評価を袖にして辞めていったケースを少なからず知っています。

人はランクやお金で動きません。まして、要介護高齢者の幸福に寄与することを生きがいにできる介護という仕事では、最も大切なことは、正当な評価と称賛を施設長がきちんと表現することです。

どのように職員に応えていくべきなのかは、おのおので考えていただきたいと思います。ただ、「働きがい」を感じない職場には、職員は絶対に定着はしません。

ルール4

「公平な給与のしくみ」があれば職員は納得して働いてくれる

●「給与体系」は、能力と専門性を生かしたものにしよう！

特に社会福祉法人の給与体系は、古い法人ほど昔の「措置制度」の時代に地方公務員の給与体系を、そのまま利用したものが多いです。いわゆる年功序列の「何等級何号俸」という階段を1年ごとに昇っていくものです。主任や係長、課長や部長級などと、昇格に応じて何十年もかけて等級を上げていくのです。

社会福祉法人も、この方法を踏襲して、給与体系の整備を行ってきたのです。一般には、介護職は3等級、主任や係長クラスは4等級、課長、副施設長などは5等級、施設長、部長は6等級というような等級性を設けて、それぞれの号俸を昇っていくのです。

年功序列が重んじられましたから、勤続10年で係長級などの等級に自然に昇格していくパターンが多かったものです。したがって、この「給与体系」は、基本的に年功であり、能力評価や抜擢をほとんど含みません。また、公務員に準じて、住宅手当や扶養手当がこれに付加されます。能力よりも、勤続年数と扶養家族数が多い職員に有利で、かつ職務能力や実績は加味されませんので、仕事のできる職員には大いに不満のつのる体系でもあります。

一方では、介護保険制度の導入以降、様々な業種の民間資本が、社会福祉法人を設立して、介護保険事業に参入してきました。営利企業の社長が、法人の理事長を兼ねているというケースもたくさんあります。民間資本の発想は、旧態依然としていた公務員的な人事体制と給与体系を大きく変えました。

年功序列は廃止、「何等級何号俸」などという号俸表はなくなり、1年ごとに何十円何円単位で昇給することもなくなりました。民間企業的に、平社員、主任、係長など身分によって給与が決まり、普通の介護職員であれば、リーダーや主任に昇格しない限り、昇給もないような劣悪な給与体系にしているところもあります。

もっとひどいところでは、全員正職員採用とせず時間給制を敷いているところ、基本給が最低賃金を下回るところもあります。名目上の給与がそれなりの数字になっていないと職員の応募に支障があるということで、10万円を切るような低い基本給に「調整手当」なる意味不明の手当を上乗せして数字を整える……。しかし、賞与は基本給ベースですから、「年間3か月分」と謳いながら実態は驚くほど少ない賞与額という、詐欺のような給与体系のところもあります。

一般的に言って介護保険事業は、国の定めた介護報酬以上の収入があるわけではなく、報酬改定のたびに抑制基調になっていますから、民間資本の経営者の発想は、客単価を引き上げるために人件費を抑制する傾向があります。例えば、民間の介護施設で、有資格者の常勤初任給が15万円などという驚くべき低賃金のところもあります。そこでは、資格手当と夜勤手当5回分を加えてようやく支給金額が19万円に届くかどうかとなっているのです。

したがって、古くからの社会福祉法人の給与とて決して高額ではないのですが、民間事業所では、人を食ったような低賃金の介護事業所が多いため、社会福祉法人で働きたいという希望者が多いのも事実です。

このような、人件費を抑えて利益を生み出すことを事業の基本にすえたような民間事業者が増加し、社会福祉法人ですら最低賃金並みの給与体系のところもあるという実態が、介護業界は低賃金だ、給料が低いという評価を生んできたように思います。いまだに、1回の賞与が10万円にも満たない(ひどいところでは数千円)大手の介護事業所もあるのです。

国が定めている「介護職員処遇改善加算」を取るためには、職員のキャリアパス要件というものがあり、キャリアパスの整備レベルによって、加算に差が設けられています。

このキャリアパスは、加算を取る要件として、内容が形骸化している傾向がありますが、そのことを考慮しても、どんな職種であれ、勤続年数やスキルの向上に合わせて、将来像を描けるキャリアパスは絶対に必要な要件であると思います。

このキャリアパスを生かすことを前提とし、事業所において職員が自らの希望に沿って、様々な将来像を描けるようにすることは、「給与体系」の整備の基本としてもよいのではないでしょうか。一般企業では、社員の働きやすさや将来の希望を重視して、管理職をめざす総合職や転勤のない一般職などのいろいろなキャリアパスを用意しています。短時間正社員の制度を活用するところもあります。いわゆる「働き方改革」によって、社会的には、様々な働き方が可能になってきました。

介護の業界においても、職員の希望を重視して、いろいろな働き方を提起することが重要になってきました。私は、介護施設においても、様々な働き方とそれにタイアップした給与体系の整備が必要だと考えています。

例えば、これは前にも述べましたが、

・将来の施設長や副施設長などをめざせる管理・監督職向けの「マネジメントコース」
・医療やケアマネジメント・機能訓練のセラピストなどを対象にした「専門職コース」
・介護リーダーや主任職をめざす「介護マネジメントコース」
・一般の介護職として利用者との関わりに専念できる「介護職コース」

などを設定して、それぞれのキャリアパスを設計するのです。

その専門性や難易度に応じて、また社会福祉士や介護福祉士、看護師、理学療法士、管理栄養士などの資格要件に応じて、学卒初任給とキャリアのある中途採用者の初任給を決めるのです。そして、年数に応じて、獲得したスキルの評価が加わっていき、専門性の高さ、マネジメント能力の評価によって昇給、昇格が決まっていくような制度設計を行ってください。

それぞれのコースによって、定年までの年数の帯に、職位や職責、それに応じた給与額が明示される。例えば、介護職では、3年勤務ですべての介護実務の自立や下位者の業務指導ができるというような能力評価での給与額を置き、さらに5年、10年とそれぞれ獲得すべきスキルとそれに応じた給与額を順次落とし込んでいくような設計です。

そして、そのコースでの最終的な給与上限が定められ、それ以上の給与を望む場合は、例えば、「介護コース」から「介護マネジメントコース」に目標を変更して、介護主任をめざすといった、モチベーションに応じた働き方が選べるような体系を作るべきではないでしょうか。

このようなコース設計は、それぞれのコースに属する職員数の把握が容易であり、給与の下限と上限が定められるので、法人や事業所全体の人件費総額のコントロールも十分に可能となるのです。

頑張っても頑張らなくても、実績を上げても上げなくても同じ給与では、当然、職員のモチベーションは上がりません。また、スキルの向上が目に見える形で評価を受けられる、それに応じて昇給が可能となるという自己の将来像が描けることは、職場における自分の生活設計を容易にし、間違いなく職場での定着率が上がるでしょう。

「給料が低い」という理由で貴重な戦力が辞めていくという残念な事態を回避することは、事業の安定に資するだけでなく、介護の質の向上の可能性を拡大することにもつながる重要なポイントと言えます。

●「公平・公正」は、職員の待遇を決める大原則！

「良い職員」が辞めていく理由の一つには、自分が属する職場に、どうしても公平感が感じられないということがあります。ふとした機会に、同僚の給料の金額がわかり（介護職はしばしば、給与明細の見せ合いをしているものです）、同僚の給料が自分より２０００円高いことがわかると、「なんで？」という疑問と不信感に陥ります。

学卒の初任給というものは、大学、短期大学、専門学校、高校ということでランク分けして、公正に定められていることが大半なので、疑問の余地はありません。しかし、問題は中途採用です。ハローワークでの求人票にも、たいていの企業が給与に幅を設けています。実際には、給与幅の最低ランクを中途採用の初任給にすることが多いものですが。

この給与に幅を持たせていること自体には何の問題もありませんが、面接の際の給与額の提示で問題が生じることが多いのです。履歴書や職務経歴書と保有している資格を見て、面接をした結果が満足のできるものだったという場合には、面接官がどうしてもこの人物を採りたいと思うのは人情です。

ここで、問題となること、後に禍根を残すことが多いことは、給与提示に際して加味する「前職給の考慮」という問題です。どうしても採りたい一心で、事業所の現員職員の給与水準を無視して、前給を保証するという約束で採用に踏み切ってしまったものの、実際には、在職している職員より、給与が大きく上回ってしまったというケースです。

ましてや、在職者の中に、新規採用する人物よりも高い資格であったり、優れた経験を保有していたりする職員がいた場合には、給与の逆転現象が起きてしまい、のちに大きなもめごととなるのです。

ただでさえ、介護職員というものは、他人の給与の増減には敏感なものです。私が、昔特養の施設長をしていた施設ではデイサービスを併設していたのですが、デイサービスやショートステイの送迎ドライバーをしていた女性職員が、運転技術も優れ、利用者の扱いもことのほか優秀で評判も良かったので、昇給時に数千円の上乗せをしたことがあります。良きパフォーマンスへの評価として公正に行ったつもりだったのですが、そのことが介護職員の間に知れて評判になり、まるで私が女性職員と特殊な関係にあるかのような、おかしな噂が流布された経験があります。それくらい、他人の給与には敏感に反応するものなのです。

ここで大切なことは、前職での給与の取り扱いです。私は、同様の苦い経験もありましたから、前職給考慮のルール作りを行いました。同職種、類似職種、福祉職種、異業種の区別に、経験年数のランク、経験した管理・監督職などを入れ込んで、評価表を作成したのです。それによって、自施設の基本給与体系に加算する方式です。事業所が異なるわけですから、応募者も前職とまったく同じ給与を要求してくるわけではありません。要は前職の経験が正当に評価されたという納得が欲しいのです。

また、現職員からクレームがきたときにも、このルールを説明して納得を得られました。

このように、給与の決定には、公正さがどの職員にも理解できるようにルールを定め、公開しておくことが重要なのです。

給与の問題で、いつも悩ましいものは昇給の決定です。あらかじめ、「俸給表」が定められていて、一般職員の定期昇給には、「俸給表」において一ランク上げるだけで済むのならば何の問題も起きません。

問題があるのは、このような「俸給表」がなく、個人ごとの評価を加えて、昇給額を決めなければならないような場合です。施設長の職権として、施設長が恣意的に近い形で昇給額を決定していったときには、必ず職員間に大きな不満とクレームが起きてきます。

多くの施設や事業所では、このような混乱を避けるため、たとえ情意考課であっても人事考課を実施して、職員にランクを付けて昇給額を決めるのです。しかし、大切なポイントは、いかに公平感を保障するのかということです。

人事考課が情意考課であった場合には、例えば、評価項目の積極性や協調性などという客観的な基準が設けられないときの対応には慎重を期す必要があります。積極性などは、本人でも評価者でも、結局は主観に過ぎませんから、このような項目を絶対にプラス評価に使ってはなりません。むしろ逆に、研修に参加しない、行事などの協力をしないなど、誰が見ても明らかなマイナス評価を減点でのみ評価するのが無難かと思います。

とまれ、私は、人事考課は介護の仕事にはなじまないという考えを述べてきましたから、昇給を決定するに際しては、個人評価を細かく適用することは避けるべきだと考えています。フロアやユニットでの目に見える成果や実績を広く職員の評価として、あらかじめ決定しておいた昇給原資を公平に配賦することが良いと思います。ただ、認知症の利用者が多いとか、重度で虚弱な利用者が多いなどのフロアやユニット特有の仕事の難易度は、きちんと考慮をするべきであるのは言うまでもありません。

職員は、自分が「公平・公正」に評価されていると感じていれば、「辞める」というような事態にまずつながることはありません。「給与体系」における「公平・公正」は、先に述べたような能力や専門性が正当に評価されるしくみづくりが、何より優先されるべきだと思います。

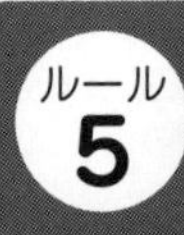

ルール5 ビジョンと方向性を示せば職員は使命を持って働くようになる

人が辞めれば介護サービスが立ち行かなくなるのは当然です。実際、私は、介護施設を運営する社会福祉法人トップが私利私欲に走り、法人の収入を食い物にした結果、職員が大量に辞めて運営が立ち行かなくなり、派遣職員に頼って2か所の特養を潰しかけた社会福祉法人を知っています。

「人が辞める」施設は、間違いなく質の低い施設です。トップが私利私欲で経営するなどは論外ですが、将来の介護ビジョンを持たず、介護理念と適切な介護方針を持たないマネジメントの在り方が、特養を「人がどんどん辞める」施設にしている実例は、少なくありません。

法人を経営するトップと現場を運営する介護現場の管理者は、健全な介護事業に対するビジョンを明確に持たなければなりません。

- どのような理念で利用者を処遇するのか
- 集団処遇的な介護か個別ケアによる介護か
- 介護職員をどのように育成するのか

・身体拘束をどのように廃止するのか
・利用者の人権と自分らしい生活をする権利をどのようにして支援するのか

——これらを明確にできない法人、施設、事業所に良質な人材はきません。介護福祉士養成校の志望者は減少していますが、初任者研修修了者などまだまだ多くの人材が、介護を志望してきます。

人材の絶対数が不足しているということよりも、「人が辞める」ことの深刻さが介護現場の崩壊の危機を導くことに、私は警鐘を鳴らしてきました。

「人が辞める」には必ず、理由があるのです。自分が働く施設のトップや、介護リーダーのビジョンなさや無力さを感じて、自分の将来像を法人、施設のビジョンに重ねて描けなくなったときに、人は辞めていきます。

これも繰り返し述べてきたことですが、意識の高い、理想を持った〝良い職員〟から辞めていくのです。

施設長や介護リーダーは、人材の確保ができていないことを、労働市場の環境のせいにしてはならないのです。

良い施設や事業所には、少なからず人材が応募してきますし、新卒の志願者も訪れてきています。利用者は、SNSやネットで介護施設や事業所の情報を入手していますので、良質で評判の高い施設には積極的にアプローチしてきます。家族は、施設に入れるだけでありがたいとは考えていません。自分の大切な親を預けるに足る良い施設や事業を選別しているのです。

利用者や優秀な人材から選ばれる施設、事業所をめざすためには、施設長や介護リーダーが良質な介護の提供をめざして、介護現場に高い関心を持ち、利用者の生活の質の向上に心を砕くことです。

あるいは、働く介護職員の生活と働きがいを大切に思えることが、その施設の高いビジョンなのです。何も高尚な言葉や理念を語ることが、高いビジョンなのではありません。

高いビジョンとは、常に具体的で、実行可能なものです。「利用者の人権を守る」などと百回言っても何の意味もないのです。施設や介護事業を通して、どのような社会貢献をするのか、これからの高齢者がどのような生活やサービスを受けられるようにしたいのかを具体的に語り、職員と共有することこそ、施設が高い理念を持つということなのです。

●「人が辞めない」介護現場は、施設長と介護リーダーが作るもの！

ここまで、「人が辞めない」介護現場をいかにして作るか話を進めてきました。これまでの話の中で、いかに施設長と介護リーダーの役割が重要かご理解いただけたかと思います。

自分たちの介護の方向性が間違っていなければ、「人が辞める」ということはないのです。「2人職員を採用すれば、2人辞めていく」というような現実があるならば、自分たちの方針の何かが間違っているという真剣な検証が必要です。施設長・介護リーダーは、このことに真摯さを失ってはなりません。人員が不足しているから業務が厳しくなるのは仕方ない、良い人材が応募してこないから仕方ない、などという周りのせいにするような姿勢からは、何も生まれてきません。

特養などの介護現場は、どうしても外部との接触の少ない閉鎖空間になりがちですから、自分たち独特のやり方が自分たちの常識となり、当たり前と思っていることが世間から見れば非常識、ということがいくらでもあります。

施設長や介護リーダーは、できる限り自分たちの介護を客観視して、軌道修正を図るような努力をしていただきたいと思います。

毎月のように、様々な理由をつけて職員が辞めていく職場であるならば、真剣な検証が必要です。何かトラブルを起こして辞めていくなら別ですが、そうではない場合には、辞める職員は、決して本音を語って辞めていくというわけではないものです。

〝良い職員〟が辞めるのは、これまでも述べてきたように、様々な不満をつのらせてというよりも、「ここでは自分のしたい介護ができないから」という理由が多いものです。

自分の介護ができないというような、施設の介護の在り方と対立する実感を持ち、改善の余地がないように思えるのは、いかに施設長と介護リーダーとのコミュニケーションが希薄で、現場で真摯な意見交換や議論ができていないかに尽きます。

例の〝介護ボス〟の支配などは、ミーティングなどでの議論や提案を封じ込めて、改善に向けたいかなる努力も無にしてしまいます。「そんなことできるわけはない」とか「私たちは、あなたほどレベルは高くないからね」というような、後ろ向きで投げやりな発言を繰り返して、〝良い職員〟の積極的な意欲を蝕んでしまっているのです。

介護現場をマネジメントする施設長や介護リーダーが、このような〝介護ボス〟の存在に気付かないとは思えません。私は、辞めさせるわけにもいかず、それなりに現場を回すことに役立っているからという理由で、管理者は見て見ぬふりをして安易に妥協をしてしまうからだと思っています。この中途半端で、妥協的な態度を〝介護ボス〟たちは敏感に感じ取り、自分たちには害を及ぼさないものとして納得しているのです。

言うまでもありませんが、施設長は妥協をせずに、断固として介入をすべきなのです。介護職員のミーティングの場などを利用して、具体的な方針を明確に、非妥協的な態度で貫かなければなりません。〝良い職員〟は、つぶさにこの様子を眺めて、仮にすぐには改善できなくても、これからに期待感を持って見守ることができるようになり、辞めることを踏みとどまる力を得ることができるのです。

また、施設長は、介護職員の負担軽減に、もっと積極的に取り組むべきでしょう。ＩＣＴの発達によって、記録や現場での介護負担の軽減に役立つツールがたくさん出てきていますから、積極的に取り入れを検討して、現場の職員たちとともに積極的な導入を図ることが大切です。

〝良い職員〟から辞めるような、悪しき風土を一掃するには、施設長の姿勢が何より重要なのは、言うまでもありません。すべての職員が注視しているのです。施設長が改革の意欲を見せて、しばしば現場に足を運び、不適切なケアなど高齢者虐待につながりかねない事象を具体的に知ること、ハードの持つ欠陥や利点にも敏感になり、利用者が温かな生活感を実感できるような改善に積極的に関与すること、このような動きを施設長ができれば、〝良い職員〟は必ず、積極的な動きで応えてくれるものです。

このように、「人が辞めない」介護現場は、施設長や現場の介護リーダーが積極的に作り出すものなのです。

あとがき

「人が辞めない」介護現場のしくみと作り方について述べてきました。

その中で、私は、トップマネジメントと現場の介護マネジメントの重要な役割について、繰り返し強調をしてきました。

「人が辞めない」ということは、一言して、辞める動機がないということです。辞める動機となる要因が、介護現場に溢れているからこそ、人が辞めていくのです。

その一番の要因に当たるのは、介護のしくみそのものにあります。

利用者本位の介護をするのだとしばしば耳にします。

では、利用者本位とは一体何なのでしょうか。

利用者のニーズを聞き取って、ケアプランや個別援助計画に盛り込むことでしょうか。

利用者本位とは、利用者が利用者らしい1日の生活を、安心と安全の中で送れるように徹底的に支援することです。

自己表現力が乏しくなった要介護高齢者の声は、なかなかつかみ取ることは困難です。

利用者らしい生活、利用者らしい過ごし方を、自ら語ってくださる要介護高齢者は、重度化が進む中で益々困難になりつつあります。

そのような中で、介護現場が、その利用者らしい生活の在り方を演出し、支援に乗せられる介護力と支援の能力こそ、素晴らしい介護の専門性であるのです。

利用者の過去の生活歴や職歴、趣味嗜好の内容、生活信条などを遡及してデータとして集積し、その人物像を描き、生活の在り方や1日の日課を創造し、提案できる優れた想像力や創作力こそ、科学的介護であり、介護の高い専門性であると思います。

介護のしくみは、このような基本的な理念に裏打ちされて、現場で組み立てられるものです。

介護の歴史は、措置制度以前の「養老院」の時代から、「措置制度」の時代を経て、介護保険制度の時代に移行してきました。

行政による「処分」を基本とした考え方、人権意識の未発達な当時の状況から生まれてきた介護のしくみは、様々な時代を経ながらも、連綿と基本的な介護思想として包含し、続いてきました。

それは言い換えれば、概ね介護にとっての負の遺産でもあります。利用者の個人としての尊厳はないがしろにされ、「老人」は、人間としての様々な機能を喪失した「世話がかかる」存在として、支えてやらなければ何もできない欠陥を持つ存在として、語られてきました。

私が、初めて介護の現場に足を踏み入れた24年前には、介護の教科書には、そのような「老人像」がまことしやかに書かれていて、衝撃を受けたことを覚えています。

介護保険制度の導入以来、高齢者福祉は、このような「老人像」との戦いであったと思います。こうして、ようやく「利用者本位」を勝ち取ってきたのです。

このような古い間違った高齢者像が、亡霊のようにいまだに生きています。良心的な介護職員は、多くの学びの中からこのような高齢者像に違和感を持って、自分らしい利用者に寄り添った良い介護をめざしてきました。

この真摯な思いと介護理念に応えられていない介護現場こそ、辞める動機に満ちた現場だと言えるのです。介護のしくみが、利用者の人間性を尊重できないものとなっている限り、人が辞めていきます。この負の遺産と格闘して、克服する責任が介護マネジメントにはあるのです。

負の遺産が生み出した「集団処遇」や画一的な介護、個人のニーズや特性をくみ取れない質の低い介護からの脱却は、介護マネジメントの重要な課題でもあります。

「人が辞めない」介護現場のしくみづくりは、介護マネジメントによる日々の検証と意識的な介護現場への関与によってもたらせることができると思います。

一気に、人が辞めない介護現場に変えることは困難でも、一人ひとりの介護職員と向き合い、ともに改革の努力を積み上げていくことで、辞める職員が1人減り、2人減りしていくのです。

粘り強い介護マネジメントに、私は将来を託し、期待をしていきたいと思います。

＊

介護をめぐる将来のイメージは、決して明るいものではありません。２０２５年には、介護人材が32・7万人不足するという国の推定を待たずとも、介護という仕事への志望者が減少し続けていることを憂慮しています。

それほどまで介護の仕事は魅力を失ってしまったという現実に愕然とすると同時に、そのような中でも介護の仕事をめざして介護福祉士の取得に取り組む学生たちが、少なからずいる現実に期待をしています。

ただでさえ、国の社会保障費が増加の一途をたどり、介護に係る予算の伸びを抑制する様々な国の政策は、介護保険料のアップや自己負担の2割、3割への移行、介護予防事業の地方自治体への移管など、国民と利用者の負担増と介護報酬の抑制基調の維持などが見え隠れしています。

２０２1年度には介護保険制度の改革が予定されており、介護保険事業者にとっては、とりわけ、在宅介護事業は、中小の訪問介護などの単体での事業者には厳しいものとなる死活問題になりかねない提案があるやもしれないと聞いています。

社会福祉法人ですら、一法人一施設のような規模の小さな法人には、合併や大手との連携を進めるというような方針が露骨に打ち出されており、特養1施設のみを経営する小規模法人には、介護報酬抑制での締め付けがきつくなる一方で、大規模法人には有利な様々な付加サービスや体制の充実に対する加算によって、差別化が図られようとしています。

このような情勢の下で、大切な利用者と職員を守っていく重大な責任を担うのが、トップマネジメントです。

トップマネジメントは、国の打ち出す施策や厚労省が発出するいろいろな通達や通知にはこまめに情報を求めて、法人の経営方針や施設、事業所の運営方針のかじ取りを行うべき重責があると言えます。

そのような中で、明らかなことは、これからはますます在宅重視となる方向性が打ち出されているということです。

在宅事業の中でも、とりわけ高齢者の在宅生活を支える介護予防事業は重要視され、高齢者のＡＤＬを維持、向上させることにつながる事業には重点が置かれてくるようです。

このことは、特養などの介護施設も無関係というわけではありません。かつては、特養にも利用者のＡＤＬを向上させ在宅復帰を促すような施策が打ち出されましたが、特養の入所条件が要介護度３以上に限定されたことにより、在宅生活を営めない要介護高齢者の受け皿として特養が位置づけられました。

このことは、特養にとっては、入居希望者が限定され、入居を希望する利用者減につながるかもしれないのです。

とまれ、在宅、施設をとっても、厳しい将来が予想される介護事業においては、トップマネジメントは事業を守り、育てるという重要な職責を担っているのです。

介護マネジメントが「人の辞めない」介護現場のしくみづくりに力を傾注する一方で、それらの努力をしっかり理解して、現場を活性化に導くようなトップマネジメントの経営手腕が試されてくるのです。

「人を辞めさせない」、そんな施設と事業所の経営が、これからの介護事業には強く求められています。

そのためには、「人が辞めない」介護現場のしくみをいかにして創り出すか、みなさんの手腕が試されてくるのです。

中尾浩康（なかお・ひろやす）

1955年大阪生まれ。介護施設経営コンサルタント。

商社マン、塾講師、病院事務長、財務経理マンとして海外勤務などを経験し、父親の死を契機に福祉の世界に飛び込む。

介護現場の豊富な経験を経て特養施設長、救護施設長など社会福祉施設で活躍する。

一方で、福祉サポート一滴舎を立ち上げ、介護施設経営コンサルタントとして、全国の特養など施設の業務改善支援、経営支援、講演活動などを行っている。

著書に、『介護の仕事は「聴く技術」が９割』『2018年度版【決定版】改正介護保険で変わるデイサービスの最新生き残り戦略』（共に小社刊）などがある。

「人が辞めない」介護現場のしくみの作り方
施設長・介護リーダーのためのマネジメント超入門

2020年１月10日　初版発行

著　者　中尾浩康
発行者　常塚嘉明
発行所　株式会社 ぱる出版

〒160-0011　東京都新宿区若葉1-9-16
03(3353)2835 — 代表　03(3353)2826 — FAX
03(3353)3679 — 編集
振替　東京 00100-3-131586
印刷・製本　中央精版印刷(株)

ISBN978-4-8272-1217-4　C2047